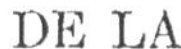

DE LA

PARALYSIE GÉNÉRALE

DUE

AUX EXCÈS ALCOOLIQUES

PAR

Le Dr Henry BERBEZ
Ancien externe de la clinique des maladies nerveuses à la Salpêtrière,
Ancien interne des asiles et de la maison nationale de Charenton

PARIS
TYPOGRAPHIE A. DAVY
52, RUE MADAME, 52

1892

DE LA

PARALYSIE GÉNÉRALE

DUE

AUX EXCÈS ALCOOLIQUES

DU MÊME AUTEUR

1. — Tumeur cancéreuse de nature encéphaloïde latente, ayant, de l'estomac, gagné le pancréas et les canaux biliaires, surtout les organes constituant le hile du foie. Mort par hémorrhagie avec des signes d'hépatite parenchymateuse (avec Paul Berbez). *Bull. Soc. anat.*, séance du 28 mars 1884.

2. — Une observation, in *Thèse de doctorat de Barral*, 1885. Du rhumatisme puerpéral.

3. — Observations III, VIII, et XI. Figures 3 et 4 in Thèse de doctorat de Siotis, 1886. Des déformations de la main dans la maladie de Parkinson.

4. — Note sur un cas d'érythromélalgie (avec Paul Berbez.) *Société clinique* et *France médicale* du 1er février 1887.

5. — Traitement de la maladie de Parkinson par le massage (avec Paul Berbez). Bullet. et mémoires de la Société de thérapeutique. 30 septembre 1887.

6. — Anatomie de la protubérance annulaire, in art. *Protubérance*, Dictionn. encyclop. des sciences médicales. 1889.

7. — Obsession avec conscience. Aberration du sens génital. Gazette hebdomad. de méd. et de chirurgie, no du 10 mai 1890, p. 222.

8. — La folie à Paris. Étude statistique et clinique du Dr Paul Garnier. Analyse, *Archiv. génér. de médec.*, no de février 1891, 7e série, tome XXVII, page 51.

9. — Ouverture du cours clinique des maladies mentales de M. le Dr Magnan. La Tribune médicale, jeudi 12 novembre 1891, no 46, p. 723.

10. — De la simulation. Leçon de M. le Dr Magnan à l'asile Sainte-Anne. Journ. des connaiss. médic. pratiq. et de pharmacologie, 19 novembre 1891, no 47, p 403.

11. — Les aliénés méconnus par la justice. Leçon de M. le Dr Magnan à l'asile Sainte-Anne. Journ. des conn. méd. prat. et de pharmac., 26 novembre 1891, p. 410.

12. — De la dipsomanie. Leçon de M. le Dr Magnan à l'asile Sainte-Anne. Le Mercredi médical, 13 janvier 1892, p. 13.

DE LA

PARALYSIE GÉNÉRALE

DUE

AUX EXCÈS ALCOOLIQUES

PAR

Le Dr Henry BERBEZ

Ancien externe de la clinique des maladies nerveuses à la Salpêtrière,
Ancien interne des asiles et de la maison nationale de Charenton.

PARIS
TYPOGRAPHIE A. DAVY
52, RUE MADAME, 52

1892

DE LA

PARALYSIE GÉNÉRALE

DUE AUX EXCÈS ALCOOLIQUES

INTRODUCTION.

Nous consacrons notre thèse pour le doctorat en médecine à l'étude d'un point de clinique soulevé au récent congrès de médecine mentale, qui s'est tenu à Lyon du 3 au 7 août 1891 : il s'agit des rapports de l'alcoolisme chronique avec la paralysie générale.

M. Magnan, notre maître, a soutenu à ce congrès, avec la haute compétence que lui donne son expérience en médecine mentale, que la paralysie générale peut être créée de toutes pièces par l'alcoolisme chronique, et nous nous proposons, à l'aide des documents que nous avons recueillis, de mettre en relief quelques-unes des preuves venant à l'appui de cette assertion.

Dans un premier chapitre consacré à l'étiologie, nous donnerons surtout les éléments qu'a pu nous fournir une statistique faite avec les nombreux renseignements que possède le service de l'admission à l'asile Sainte-Anne.

Dans un second chapitre, nous étudierons les particularités que présente la paralysie générale, alors qu'elle est consécutive à l'alcoolisme chronique et engendrée par les excès de boissons.

Dans un troisième chapitre, nous établirons les bases d'un diagnostic différentiel de la paralysie générale causée par les excès alcooliques, et de l'alcoolisme chronique lui-même.

Enfin, dans un quatrième chapitre, nous tenterons de différencier cette même paralysie générale de certains accès provoqués par un appoint alcoolique chez des individus prédisposés au délire, du fait de la dégénérescence mentale héréditaire.

Nous laisserons de côté l'historique de la question, renvoyant pour tous les détails qui concernent ce sujet à la thèse de doctorat de M. Gambus publiée en 1873. Qu'il nous suffise de dire que, parmi les auteurs modernes, certains repoussent la conception en vertu de laquelle l'alcoolisme chronique peut, dans ses périodes ultimes, aboutir à la paralysie générale, dans certains cas ; nous citerons surtout à ce propos M. le professeur Ball, qui s'exprime ainsi dans ses Leçons cliniques de l'asile Sainte-Anne, de 1880 : « La plupart des alcooliques ne deviennent pas paralytiques généraux ; si quelques-uns le deviennent, c'est le fait d'une idiosyncrasie. »

Comme contre-partie à cette opinion catégorique, nous nous bornerons à citer les idées absolument opposées de

M. le professeur Charcot, et qui sont formulées de la manière suivante dans les leçons du mardi à la Salpêtrière (Policlinique de 1888-1889, 5e leçon, page 93) : « C'est ici le cas de rappeler que l'usage exagéré des boissons alcooliques peut, chez celui qui abuse, supposé vierge de toute tare héréditaire, créer de toutes pièces, en quelque sorte, en outre des accidents à proprement parler toxiques, la diathèse nerveuse qui pourra ou non se traduire déjà chez lui par une forme névropathique nosographiquement bien déterminée ; que, une fois constituée, cette diathèse nerveuse, artificiellement produite, pourra se transmettre, par voie d'hérédité, aux descendants, et faire naître chez eux, par le concours de circonstances provocatrices appropriées, tantôt l'une, tantôt l'autre des espèces morbides dont l'ensemble constitue ce que nous appelons la famille névropathique. Tout ce que nous avançons là repose sur nombre de faits cliniques, en ce qui concerne l'influence de l'alcool. »

Avant d'entrer dans le sujet même, quoique nous considérions la question au point de vue des solutions que peut lui fournir la clinique, et non au point de vue anatomo-pathologique, nous devons partir de ce point de départ que la lésion fondamentale de la paralysie générale est, comme l'a démontré le premier M. Magnan, dans sa thèse de 1866, la sclérose interstitielle diffuse. Le même auteur s'exprimait en ces termes au congrès de Lyon : « Jamais, à ma connaissance, on n'a observé de paralysie générale, sans sclérose interstitielle diffuse. Au dernier congrès de Berlin, cette question a été discutée et la majorité des neuro pathologistes présents a reconnu que la sclérose interstitielle était la lésion fondamentale de la paralysie générale. »

Nous devions énoncer ce fait en premier lieu, car, si la clinique nous démontre que nombre de paralysies générales sont dues à des exces alcooliques longtemps prolongés, cette notion est corroborée par l'anatomie pathologique : l'alcoolisme chronique peut dans les centres nerveux, comme dans les autres viscères, se manifester par un travail de sclérose, et ce seraient l'extension et la diffusion de ce travail pathologique qui aboutiraient, à la longue, à la lésion caractéristique de la paralysie générale énoncée plus haut.

Dans ce travail, consacré à un sujet de pathologie nerveuse, nous ne pouvons assez rendre hommage à notre éminent maître, M. le professeur Charcot, qui, par son enseignement si élevé, nous a fait aimer l'étude pourtant bien difficile du système nerveux.

Nous remercions tout particulièrement M. Magnan, médecin en chef à l'asile Sainte-Anne, qui, après nous avoir donné l'idée de cette étude, alors que nous avions l'honneur d'être son interne, a bien voulu nous faciliter par ses conseils si sûrs l'exécution de notre tâche.

C'est aussi avec un sentiment de profonde reconnaissance que nous prions notre bien-aimé maître, M. le Dr J. Falret, médecin de la Salpêtrière, de recevoir, autant pour les leçons qu'il nous a prodiguées dans l'étude des maladies mentales, que pour la bienveillance touchante dont il n'a cessé de nous honorer, l'expression de notre inaltérable gratitude.

Nous profitons avec empressement de l'occasion qui s'offre à nous de dire notre profond attachement à notre excellent maître et parent, Monsieur le docteur F. Raymond, professeur agrégé à la Faculté de médecine, pour le constant intérêt qu'il a bien voulu de tout temps nous porter.

Enfin, au terme de nos études médicales, nous devons nous louer d'avoir eu comme professeurs dans les hôpitaux et les asiles d'aliénés des hommes tels que MM. Potain, Damaschino, Ferrand, Gingeot, Christian, Dubuisson. Que parmi ces maîtres il nous soit permis de témoigner de notre reconnaissance et de notre dévouement à M. le Dr Garnier, médecin en chef de l'Infirmerie spéciale, à la Préfecture de police, qui s'est montré à notre égard aussi bon dans la vie ordinaire que soucieux de nous rendre profitable notre année d'internat dans son service.

CHAPITRE PREMIER.

ÉTIOLOGIE. — STATISTIQUE.

La statistique que nous avons faite nous a conduits à la conclusion suivante, que nous énonçons de suite : Il existe, chaque année, une augmentation parallèle du nombre des paralytiques généraux et des alcooliques entrant dans le service de l'admission de Sainte-Anne. Il y a là un fait matériel et absolument précis, mais auquel on peut faire le reproche adressé à toutes les statistiques, savoir que peut-être les entités que couvrent les chiffres ne sont-elles pas de même nature ; qu'en un mot, peut-être y a-t-il des erreurs de diagnostic qui laissent la question aussi litigieuse qu'auparavant. Mais, même en faisant la part inévitable des erreurs de diagnostic contenues dans le certificat d'entrée, les chiffres de la statistique d'ensemble n'en conservent pas moins une grande valeur, car les erreurs ne peuvent porter que sur des cas douteux, prêtant à la discussion ; or, il est certain que le nombre de ces derniers est restreint, si on le compare au nombre considérable des cas nets dans lesquels le diagnostic est affirmé sans hésitation posible. Les conclusions étant tirées des chiffres représentant l'ensemble de la statistique, sont donc basées presque uniquement sur le plus grand nombre des cas non douteux dont nous venons de parler et on peut leur accorder pleine confiance.

Il serait superflu de montrer qu'une telle précision ne saurait être obtenue lorsqu'il s'agit d'apprécier les autres conditions invoquées comme favorisant l'éclosion de la paralysie générale, telles que le surmenage intellectuel croissant avec les nécessités de la vie, l'activité plus grande dépensée dans les milieux sociaux, les excès vénériens, etc.

Voici comment nous avons procédé pour arriver à la conclusion inscrite en tête de ce chapitre : notre statistique, basée sur les observations recueillies dans le service de l'admission, durant une période de dix années, porte sur un grand nombre de faits relatés par d'autres observateurs, et dont nous n'avons pu faire par nous-même la critique rigoureuse, au point de vue spécial qui nous occupe ; elle est donc, en conséquence, passible de certaines objections que nous signalerons. Nous aurions voulu n y faire rentrer que des cas dont tous les détails nous auraient été fournis, comme pour les observations personnelles que nous plaçons aux chapitres de symptomatologie et de diagnostic, mais les circonstances ne nous le permettaient pas. Pour les observations, en effet, qui sont relatées dans ce travail, nous avons adopté le plan d'étude qui suit. Deux conditions étaient nécessaires pour nous permettre, en approchant le plus possible de la vérité, de rapporter la paralysie générale observée à l'alcoolisme chronique. En premier lieu, il fallait n'admettre que des cas de paralysie générale dans lesquels une longue période d'excès alcooliques eût été nettement constatée, avant l'explosion des symptômes de l'encéphalite interstielle diffuse. En second lieu, il fallait que les malades observés se fussent montrés indemnes de toutes les autres conditions pathologiques, aussi fréquemment invoquées que l'alcoolisme, comme causes de la paralysie générale. En ce qui concerne le premier point, nous avons pu trouver dans le régime habituel des malades, à nous révélé, soit par des parents, soit par des amis ayant vécu de la même vie qu'eux, des renseignements auxquels on peut attribuer une grande exactitude.

Plus certains encore ont été, pour nous faire une conviction touchant le même sujet, les séjours successifs qu'ont faits les paralytiques, alors qu'ils n'étaient que des alcooliques, soit à Sainte-Anne, soit dans d'autres établissements du même genre. Il était beaucoup plus délicat d'établir le second point important, savoir, l'absence des autres facteurs étiologiques ordinaires de la paralysie générale : c'est avec soin, pour tous les malades cités, que nous avons interrogé les familles sur les maladies connues chez les ascendants, éliminant ainsi tous les paralytiques chez lesquels on aurait pu invoquer l'hérédité similaire ; nous avons rejeté au même titre ceux chez les ancêtres ou les collatéraux desquels on constatait des vésanies ou des maladies organiques du système nerveux, telles que, paralysie générale, ataxie locomotrice progressive, ou sclérose en plaques. Nous avons exclu de même ceux qui auraient pu hériter de ces tendances dites congestives, et dont certains parents auraient été atteints d'hémiplégies passagères ou durables, ou simplement d'étourdissements fréquents et d'ictus congestifs, sans paralysies nettement accentuées, après les ictus. Nous ne pouvons dissimuler les difficultés qu'offrent de pareilles recherches pour arriver à la précision, et la part nécessaire d'incertitude qui en découle pour les résultats obtenus ; les réticences et la dissimulation des parents, toujours enclins à cacher une tare familiale, pouvant parfois égarer l'observateur. Des conclusions un peu plus précises peuvent être admises touchant les excès vénériens desquels on convient plus volontiers; nos malades étant tous des hommes, nous avons pu facilement, par les confidences de leurs femmes, savoir que les rapports sexuels n'étaient point exagérés, sinon à la période où les sujets étaient déjà des paralytiques généraux, du moins pour certains d'entre eux.

Nous n'avons pas admis, non plus, les malades ayant eu manifestement la syphilis : à ce point de vue, il est difficile d'affirmer l'absence de cette maladie, que les sujets contractent dans la jeunesse, et sur laquelle des renseignements précis ne pourraient être fournis que par eux-mêmes, s'ils n'étaient pas atteints d'affaiblissement de la mémoire : c'est seulement en consultant les amis, ou les frères des malades, sur les accidents initiaux, leurs femmes sur les accidents tardifs observés par elles, et sur les traitements suivis par leurs maris que nous avons pu, jusqu'à un certain point, n'admettre que des malades n'ayant point eu d'accidents nettement spécifiques.

Pour les autres antécédents personnels, nous avons écarté également les observations de malades dont l'affection aurait pu être attribuée au traumatisme, et au traumatisme crânien en particulier ; à ce point de vue le décompte était plus facile à faire.

En ce qui concerne le surmenage cérébro-spinal, suivant l'expression employée par M. le Dr Garnier, et pour ce qui touche aux préoccupations morales exagérées, nous n'avons point tenté d'éliminer ces facteurs étiologiques, pour lesquels on ne peut fixer exactement une influence pathogénique nettement définie : leur connexité, du reste, avec les habitudes alcooliques, aboutissant à l'usure, à la fois par les excitations nerveuses répétées, et l'absence de sommeil réparateur, la fatalité des chagrins causés par les mécomptes inévitables des alcooliques d'ordinaire, font de cet ensemble de phénomènes un tout dans l'analyse duquel nous n'avons même point cherché à pénétrer.

Une pareille rigueur n'ayant pu être appliquée par nous aux nombreux cas auxquels nous n'attribuons qu'une simple mention dans notre statistique générale, puisque cette statistique porte sur des cas observés dans les dix années qui s'étendent de 1881 à 1891, nous nous sommes bornés aux résultats qui suivent. Et tout d'abord, le but de cette statistique est de montrer le nombre comparativement croissant des cas d'alcoolisme et de paralysie générale. Nous avons adopté, comme point de départ de notre statistique, deux des conclusions qui ont été présentées par notre savant maître, M. le docteur Garnier, médecin en chef de l'Infirmerie spéciale du Dépôt, dans son livre publié en 1890, et intitulé : *la Folie à Paris.*

Nous y trouvons en effet indiquées ces deux conclusions du plus haut intérêt, savoir, pour l'alcoolisme en premier lieu, que ce n'est pas à l'époque des mois les plus chauds qu'il atteint ses plus hauts chiffres, le trimestre du printemps étant le plus chargé avec maximum mensuel en juin ; et en second lieu, pour la paralysie générale, que cette affection provoque le plus d'admissions au printemps, elle aussi. En raison de ce fait, nettement indiqué, nous avons cru utile de relever parmi les malades admis à Sainte-Anne, tous les alcooliques et tous les paralytiques entrés dans la période trimestrielle du printemps, comprenant les mois d'avril, mai et juin, et nous avons comparé le nombre des malades de l'une et l'autre catégorie, dans les dix années qui viennent de s'écouler, y compris l'année 1891.

Pour le choix des malades admis à figurer dans cette échelle comparative, nous avions à relever seulement les alcooliques avérés ; aussi n'avons-nous pris que ceux qui étaient entrés pour des accidents alcooliques nettement déterminés. Nous ne devions pas y comprendre, en effet, les cas dans lesquels l'alcoolisme n'était qu'un élément surajouté à quelque autre maladie que ce fût ; nous n'y faisons donc rentrer que ceux chez lesquels le diagnostic délire alcoolique, ou alcoolisme chronique, a été relevé, négligeant tous les mélancoliques, dégénérés héréditaires, ou excités maniaques chez lesquels l'alcoolisme n'était relevé qu'à titre de phénomène concomitant. Nous avons du reste, dans le choix des faits que nous relatons, suivi fidèlement la pratique de notre maître, M. Magnan, qui ne fait figurer que ces cas dans la statistique de son rapport annuel à la Préfecture de la Seine.

En ce qui concerne les paralytiques généraux, vu l'hésitation inévitable qu'entraîne un examen insuffisamment prolongé des malades qui passent par le service de l'admission, M. Magnan est souvent obligé d'inscrire provisoirement le diagnostic : paralysie générale probable, pour les cas qui offriraient matière à discussion ; nous avons éliminé aussi les malades de cette catégorie pour n'admettre que ceux qui sont nettement signalés comme paralytiques généraux.

Les chiffres que nous avons obtenus sont les suivants :

Paralytiques généraux

avril mai juin 1882	63
» » » 1883	71
» » » 1884	70
» » » 1885	67
» » » 1886	86
» » » 1887	102
» » » 1888	77
» » » 1889	83
» » » 1890	80
» » » 1891	101

Nous relevons sur ce tableau, représentant le nombre de paralytiques généraux entrés à l'admission dans les dix dernières années, pendant la période de printemps, une augmentation presque graduelle de ces chiffres : entre le chiffre de 1882 et celui de 1891, les deux termes extrêmes de notre échelle, il y a un écart de 38, et, sauf une ou deux exceptions, l'accroissement se produit régulièrement d'une année à l'autre.

Les chiffres représentant les alcooliques entrés pendant le même temps sont ceux qui suivent :

Alcooliques	
avril mai juin 1882	58
» » » 1883	68
» » » 1884	68
» » » 1885	58
» » » 1886	90
» » » 1887	93
» » » 1888	107
» » » 1889	109
» » » 1890	107
» » » 1891	136

Là se retrouve, entre les deux termes extrêmes, un écart, mais beaucoup plus considérable, car la différence du nombre des alcooliques entrés en 1882 et en 1891 est de 78; mais nous constatons pour les trois premières années, l'augmentation graduelle et régulière, par année, des chiffres représentant les entrées. Cet accroissement parallèle du nombre des malades des deux catégories sera rendu plus frappant, si nous le représentons par une courbe, à l'exemple de M. le docteur Garnier :

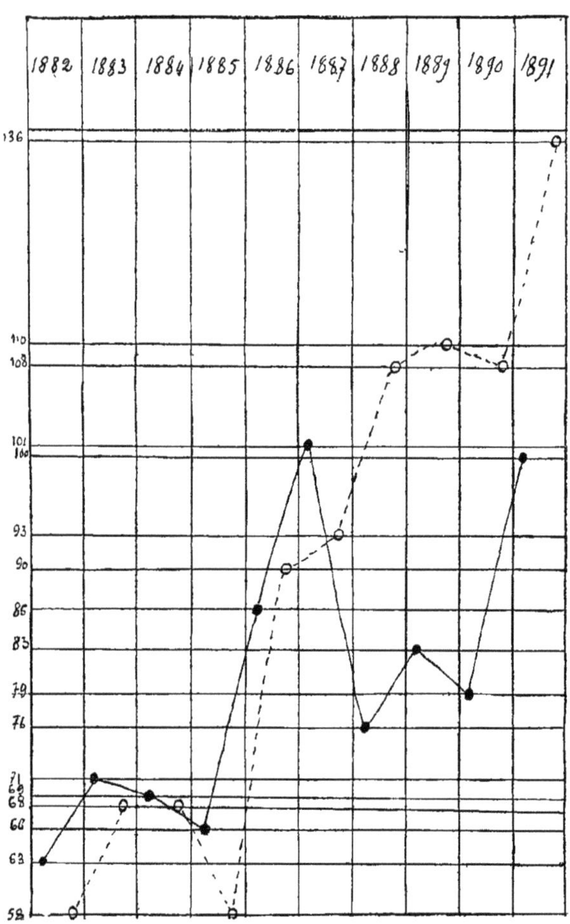

Les traits pleins indiquent la courbe de la paralysie générale ; les tirets celle de l'alcoolisme.

Sur cette courbe qui comprend à la fois le tracé de la paralysie générale et celui de l'alcoolisme, on voit les lignes qui représentent ces deux maladies aller pour ainsi dire de pair, rester stationnaires ou s'élever ensemble.

On y peut remarquer que le nombre des alcooliques croît beaucoup plus vite que celui des paralytiques; mais l'objection perd de sa force, si l'on a égard à ce que c'est très probablement le petit nombre des paralytiques généraux qui doit à l'alcoolisme exclusivement l'éclosion de l'encéphalite interstitielle diffuse, et que beaucoup d'entre les alcooliques finissent autrement, peuvent guérir ou aboutir à la démence simple sans paralysie.

Toutes les conclusions que nous tirons de cette statistique doivent, pour ainsi dire, exclusivement être relatives au sexe masculin, car, en ce qui a trait aux femmes entrées à l'admission dans la même période de dix années, les chiffres représentant les cas d'alcoolisme et de paralysie générale sont si faibles qu'ils sont presque négligeables; ils n'ont en outre subi aucune variation notable, ni comme accroissement, ni comme diminution.

Si nous cherchons maintenant à résumer ce chapitre, nous y voyons que, durant la période de dix années qui vient de s'écouler, dans le courant de la saison où affluent à l'asile les paralytiques généraux et les alcooliques :

1° Les chiffres représentant ces deux genres de maladies croissent les uns et les autres, d'année en année;

2° Que ces chiffres croissent parallèlement et que, sur une courbe, les lignes correspondant à la paralysie générale et à l'alcoolisme subissent aux mêmes époques des temps d'arrêt proportionnels, ou des ascensions proportionnelles.

Ce fait même a la valeur d'une preuve relative de la filiation des deux maladies, l'alcoolisme invétéré pouvant être une étape de la paralysie générale, puisqu'il augmente comme elle de fréquence, les autres facteurs pathogéniques de cette maladie restant sensiblement les mêmes.

Enfin, les conclusions auxquelles nous amène notre statistique, nous semblent d'autant plus légitimes qu'elles corroborent l'opinion de notre maître, M. Garnier; observant à la Préfecture de police, cet auteur est arrivé à des résultats analogues aux nôtres, publiés déjà dans la thèse d'un de ses élèves, M. le docteur Planès, et dans son propre livre que nous avons cité plus haut. De cet ouvrage, en effet, nous pouvons, comme exemple, prendre la courbe comparative de l'alcoolisme et de la paralysie générale durant une période de dix-sept ans. Cette courbe est la suivante :

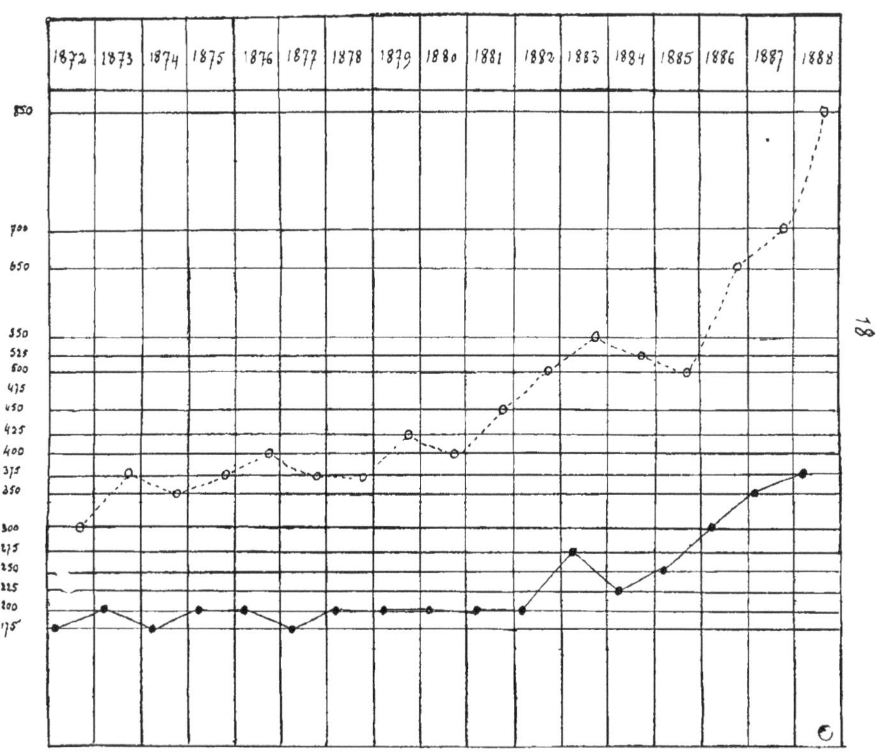

Les traits pleins indiquent la courbe de la paralysie générale ;
les tirets celle de l'alcoolisme.

Quant à la proportion de paralysies générales dues à la seule influence de l'alcoolisme, il serait à peu près impossible, sans fantaisie, de vouloir l'établir sur des faits tels que ceux qui figurent dans notre statistique. Pour donner des résultats probants, il faudrait que tous les cas compris dans la statistique eussent été consciencieusement dépouillés, il faudrait que dans tous on n'eût admis aucune autre influence prédisposante que l'alcoolisme, et c'est alors seulement qu'elle sera ainsi mise en œuvre que la statistique pourra donner une réponse positive à cette difficile question des rapports de la paralysie générale et de l'alcoolisme.

Si l'on relevait, pendant une période d'années, dans un service actif, le nombre des paralytiques généraux ayant eu pendant de longues années des accidents alcooliques, complètement indemnes d'hérédité, de syphilis, de traumatismes crâniens, d'excès vénériens, de surmenage intellectuel, et qu'on comparât les chiffres ainsi obtenus à ceux représentant le nombre total des entrées pour paralysie générale, on pourrait nettement conclure que la paralysie générale résulte, dans une proportion de tant pour cent, de l'abus des boissons alcooliques.

C'est de cette manière que nous avons compris l'opinion éminemment juste émise par M. le docteur Ballet au congrès de Lyon ; en effet, « quelque intérêt, dit cet auteur, que puissent offrir les études anatomo-pathologiques, ce n'est pas de ce côté qu'il convient d'aborder le problème étiologique de la paralysie générale. Ce sont, suivant moi, les statistiques consciencieusement faites, qui permettront d'établir les causes de la paralysie générale. »

CHAPITRE II

SYMPTOMES.

La paralysie générale résultant d'excès alcooliques longtemps prolongés, se traduit par les symptômes ordinaires de cette affection, sans qu'aucun d'eux présente rien de spécial; la maladie, en effet, est dans ces cas un aboutissant, et ses éléments essentiels se retrouvent comme dans toute autre paralysie générale, quelles qu'en aient été les conditions génératrices. Mais, ce qui permet d'en soupçonner la cause, c'est le fond d'alcoolisme chronique sur lequel elle s'est développée et qui se traduit : par les altérations athéromateuses persistantes de l'arbre artériel, les caractères du pouls qui se trouvent en rapport avec la diminution d'élasticité des tuniques vasculaires, les altérations organiques du foie, des reins et des viscères en général. Dans la sphère intellectuelle, nous trouverons également diverses conceptions délirantes persistantes, des hallucinations visuelles, auditives, ou atteignant la sphère de la sensibilité générale, tous phénomènes qui peuvent survivre parfois un temps assez long à l'intoxication aiguë.

Parmi les autres symptômes attribuables à l'alcoolisme chronique, certains, qui pourraient relever aussi de la paralysie générale, prennent par leur constance, leur intensité, la façon dont ils se produisent, un caractère spécial : tels sont les vertiges, les pertes incomplètes de connaissance, les attaques épileptiformes, enfin les céphalalgies tenaces et continues, assez intenses pour supprimer toute action intellectuelle.

Le diagnostic positif doit donc être posé, dans ces cas, par la synthèse des symptômes ordinaires de la paralysie générale, que nous n'avons pas à rappeler ici, et des symptômes indiquant l'intoxication alcoolique chronique. Nous ne voulons pas nous appesantir sur chacun de ces symptômes pris en particulier, nous réservant de les passer en revue à l'occasion du diagnostic différentiel de la paralysie générale et de l'alcoolisme chronique, étude d'autant plus difficile que c'est par une gradation insensible que les symptômes d'encéphalite interstitielle diffuse viennent s'ajouter aux signes d'alcoolisme chronique.

Nous insisterons cependant sur les caractères du pouls dont le tracé graphique présente une ligne ascendante brusque, suivie à son sommet d'un plateau horizontal, après lequel la ligne descendante retombe brusquement, tout autant de caractères qui révèlent l'existence de l'athérome.

Les deux observations qui suivent sont remarquables par le degré très prononcé d'athérome qu'offraient les malades.

Observation I. (Personnelle.)

V..., 39 ans. Alcoolisme chronique. Paralysie générale. Pas de maladies mentales connues dans la famille. Un fils du malade aurait eu des convulsions dans son enfance. Lui-même a toujours été d'un caractère paisible, apathique même, au point de lui attirer les moqueries de son entourage. Abus d'absinthe depuis l'âge de 21 ans ; cinq ou six verres par jour, pendant plusieurs années, au dire de la femme ; à plusieurs reprises, il a dû s'interrompre pour soigner les désordres de l'estomac causés par ces excès. Il y a quatre ans, il semble avoir été pendant plusieurs mois fort troublé intellectuellement ; c'est ainsi qu'il a présenté à ce moment des oublis dans son travail, des inexactitudes qui ont motivé son renvoi de plusieurs maisons où il était employé. Il s'est remis cependant et a pu recommencer à travailler régulièrement chez le même patron. La maladie actuelle date d'un an environ : sa femme a d'abord reçu les reproches de ses maîtres, V... oubliait les ordres qu'on lui donnait ; comme il est imprimeur sur étoffes, il se trompait dans le choix des couleurs, a laissé abimer des quantités d'étoffes qu'on lui confiait. La parole est devenue très embarrassée à cette période et presque d'emblée, sans que ce trouble ait été consécutif à une perte de connaissance ; le malade présentait cependant dès lors, de fréquents étourdissements, devenait subitement très pâle, se plaignait de malaise, mais n'a jamais eu de chute dans cet état. Il est devenu en même temps très abandonné, ne se soignant plus, négligeant sa toilette ; de l'incontinence nocturne d'urine est apparue ; peut-être s'agissait il d'attaques épileptiformes frustes passées inaperçues. Il y a trois mois, céphalalgie très intense, et au même moment, léger écoulement de sang par les oreilles, ayant duré quatre jours.

La mémoire s'est considérablement affaiblie dans ces trois mois : le malade ne savait plus par quelles rues il fallait passer pour rentrer chez lui ; sortant pour porter son ouvrage, à peine dans la rue, il oubliait la maison où il devait se rendre. Incapable de gagner sa vie, il n'avait cependant aucun souci, et disait niaisement être fort content de sa situation. Incertitude croissante dans la marche depuis une année.

Actuellement, V... est dans un état d'apathie très prononcé ; il offre un affaiblissement notable de la mémoire ; il ignore le jour, la date, l'année ; cependant, il conserve une certaine notion de sa situation, car il dit: c'est l'absinthe qui m'a rendu malade et il sait qu'il est à Sainte-Anne pour y être soigné. Il ne désire nullement sortir, mais présente quelques préoccupations hypochondriaques, ainsi il fait des réclamations sur la nourriture qu'il trouve insuffisante ; il craint qu'on ne le laisse mourir de faim, il a peur de ne pas aller à la garde-robe. Embarras considérable et caractéristique de la parole ; léger tremblement fibrillaire de la langue. Pupille gauche beaucoup plus large que la droite se contractant bien sous l'influence de la lumière et pour l'accommodation, tandis que la droite ne réagit pas à la lumière. Le malade trébuche en marchant, et on remarque une diminution considérable de la force dans la jambe gauche. De ce même côté exagération du réflexe rotulien et trépidation spinale. Les traits de la face sont absolument affaissés ; ainsi on note un abaissement de la partie interne du sourcil et une élévation de la partie moyenne, donnant à la physionomie l'air étonné : le visage, dans son ensemble, offre cet aspect impassible qui caractérise le masque paralytique. Teint couperosé ; les pommettes ainsi que les ailes du nez sont couvertes de varicosités, le fond du teint est jaunâtre et les conjonctives surtout présentent une coloration subictérique, le foie n'est pas douloureux. Tout l'arbre artériel est athéromateux, et l'on peut sentir sur les artères appréciables à la palpation, leur dureté, leur dilatation serpentine. l'impulsion du pouls qui est fort et vibrant et qui soulève fortement le doigt au moment de la systole ; à l'auscultation, et deuxième bruit du cœur est fortement frappé et comme métallique. Pas d'insuffisance aortique.

Le malade n'a jamais présenté de délire ambitieux.

Les détails de cette observation se trouvent mentionnés dans le certificat délivré par M. Garnier et dont le texte est le suivant:

Paralysie générale attribuée à des abus absinthiques. Affaiblissement intellectuel. Absence de mémoire, de discernement et de volonté. Apathie. Indifférence. Vertiges. Embarras de la parole. Inégalité pupillaire. Inconscience de sa situation.

OBSERVATION II. (Personnelle.)

V..., 33 ans. Paralysie générale. Alcoolisme chronique. Un frère et une sœur bien portants. Pas de tare nerveuse connue dans la famille. Jamais de maladies antérieures. V... a de tout temps commis des excès alcooliques; ses parents auraient même rompu toute relation avec lui, à cause de ses habitudes d'intempérance. Il prenait de l'absinthe, du rhum, et beaucoup de vin dans le courant de la journée. La concierge de sa maison nous a affirmé que tous les soirs il rentrait en état d'ivresse, et faisait du bruit pendant la nuit dans sa chambre. Depuis le mois d'août 1891, c'est-à-dire depuis cinq mois, V... avait de l'embarras de la parole que tous ses parents avaient remarqué ; de plus, il était, à leur dire, très abruti, et ne comprenait presque pas ce qu'on lui disait. Il était distrait et n'écoutait rien ; à ce moment, il a été renvoyé de plusieurs maisons de commerce, mais c'est seulement depuis trois mois qu'il a cessé complètement de travailler. Pituites matinales fréquentes ; insomnies avec hallucinations nocturnes pénibles, vision d'animaux, tremblement considérable des mains, des lèvres et de la langue, qui était de plus en plus embarrassée, tels étaient les symptômes à cette époque. La mémoire, déjà, était très infidèle : le malade était remercié par ses patrons, parce qu'il confondait les ordres qu'on lui donnait, oubliant les choses indispensables qu'il avait à faire. Dans les derniers temps, il se perdait souvent dans les rues ; depuis six semaines environ est survenue une poussée d'idées ambitieuses ; il avait déménagé le président de la République pour conduire ses meubles à Moscou, ou bien à Nice. Il allait acheter une maison à Chatou ; du reste, il lui était inutile de la payer, car toute la petite ville de Chatou était à lui ; il possédait un nombre considérable de cochons, projetait d'en faire le commerce et de s'installer cultivateur ; il voulait aussi se marier.

A l'entrée, V... se présente comme un vrai paralytique

général, jovial, bienveillant, ne se préoccupant nullement de sa situation qu'il trouve excellente ; il ne désire rien ; sa mémoire est très diminuée ; il ignore son adresse, le nom de sa concierge ; et, mis en présence de cette femme, il la reconnaît, mais se trouve dans l'impossibilité de la nommer. Il faut le pousser un peu pour qu'il énonce ses idées ambitieuses : il dit qu'il est très fort, qu'il fera, à lui seul, sans chevaux ni voitures, le déménagement du président de la République ; il a des terrains en quantité ; il offre de l'argent à qui en veut. Tremblement fibrillaire très accentué de la langue, des lèvres et des muscles de la face, quand le malade veut ouvrir la bouche. Ataxie considérable des jambes ; chutes fréquentes, exagération des réflexes rotuliens, incontinence du sphincter vésical. Hémorrhagie sous-conjonctivale gauche, datant probablement de trois ou quatre jours car l'ecchymose est encore rutilante et très étendue : suivant toute vraisemblance, il s'agit d'une attaque épileptiforme passée inaperçue.

L'alcoolisme chronique est très facilement constatable chez ce malade : la face est, dans son ensemble, très fortement injectée ; les varicosités se retrouvent avec leur maximum de développement dans la région des pommettes et sur les ailes du nez. La conjonctive droite est d'un jaune brillant ; les yeux, comme chez les alcooliques, sont humides, et ont un certain éclat : ils sont chassieux, chaque matin, malgré qu'on en prenne des soins minutieux.

L'athérome est très manifeste aux artères radiales et aux temporales ; ces dernières forment des deux côtés un relief considérable appréciable sous la peau qui est soulevée à chaque ondée sanguine. A la palpation, on trouve ces artères très fortement indurées, flexueuses, et comme serpentines ; on les fait glisser facilement en masse de droite à gauche, comme si leur gaine était distendue et avait une capacité plus grande par suite du choc répété du sang sur les parois. Le pouls est fort, vibrant, frappe avec force le doigt qui palpe l'artère ; il est du reste lent, mais à peu près régulier. Le cœur est normal, sauf le second bruit qui, à la base, est fortement frappé et comme métallique, sans qu il y ait d'insuffisance aortique. Le foie est augmenté de volume et douloureux à la pression : le malade a eu plusieurs fois de l'ictère. L'urine est normale. Le certificat délivré à la Préfecture par M. le docteur Garnier est le suivant : paralysie générale dont la cause paraît devoir être attibuée à des excès alcooliques. Affaiblissement intellectuel. Idées de grandeur. Il a huit cent fermes. Il va épouser la plus belle fille de Paris. Embarras de la parole. Hémorrhagie sous-conjonctivale de l'œil gauche, sans doute causée par une attaque épileptiforme récente. Inconscience de sa situation.

ÉVOLUTION DE LA MALADIE

« Comme le dit Marcé, dans son Traité pratique des maladies mentales, cette paralysie d'origine alcoolique ne diffère en rien de la paralysie générale ordinaire ; si, dans la période prodromique, elle présente une physionomie spéciale, elle retombe bientôt dans la symptomatologie habituelle de la paralysie générale. » C'est précisément cette période prodromique, et sa physionomie spéciale, à la description de laquelle il faudrait s'attacher. Certes, le sujet est difficile, et ce que M. Magnan écrivait en 1874 est encore vrai en grande partie à l'époque actuelle. « Il peut arriver, en effet, dit cet auteur, que l'action prolongée des boissons alcooliques sur l économie animale explique, dans certains cas, l'acheminement de l'alcoolisme vers la paralysie générale. Ce passage ne se fait pas d'un seul coup ; il y a une période intermédiaire, période de transition, quelquefois très longue, difficile à déterminer, et qui tient en suspens le diagnostic. » En raison de cette période intermédiaire, dans laquelle se produisent parfois deux ou trois accès d'alcoolisme subaigu, traversant le cours de l'intoxication chronique, il est difficile de faire la part de ce qui revient à l'alcoolisme et à la paralysie générale : les manifestations de l'alcoolisme chronique simple, simulant parfois la paralysie générale, on comprend que ces symptômes soient, pour ainsi dire, impossibles à délimiter ; parfois en effet l'on ne peut dire exactement d'un alcoolique chronique, qui cependant sera devenu paralytique général quelques mois plus tard, si tel ou tel phénomène qu'il aura présenté dans son accès était déjà un des effets de l'encéphalite interstitielle diffuse. On comprend alors, en raison des orages successifs, souvent très intenses, que provoque un appoint d'alcool, que les éléments de la période prémonitoire de la paralysie générale soient comme noyés dans les manifestations à grands fracas de l'alcoolisme ; on s'explique de même que l'obtusion intellectuelle, résultant d'excès antérieurs, puisse tempérer l'exécution des grands projets que conçoivent souvent les paralytiques généraux au début de leur maladie, et rende moins apparente l'exubérance initiale qui met souvent les paralytiques généraux au début de leur maladie, et les parents eux-mêmes sur la voie d'un trouble mental. Aussi est-il au moins hasardé de dire comme M. Moreaux, dans sa thèse de 1881, que l'absence de phénomènes prodromiques dans la paralysie générale par alcoolisme soit une des caractéristiques de cette affection, il serait plus juste de dire que ces phénomènes prodromiques semblent moins accentués du fait de l'alcoolisme qui couvre tout. Du reste, l'observateur qui constate un cortège symptomatique révélant l'alcoolisme, est presque fatalement amené à rapporter tout ce qu'il constate à cette intoxication. C'est en vertu de cette obnubilation des symptômes prémonitoires de la paralysie générale, que les paralytiques généraux par alcoolisme semblent entrer de plain-pied, pour ainsi dire, dans la deuxième période de la paralysie générale, simplement parce que l'encéphalite interstitielle, déjà manifeste, a été antérieurement méconnue. L'évolution de ces prodromes est bien variable suivant les individus ; mais d'une façon générale on peut dire que c'est chez des individus ayant commis depuis de longues années des excès de boissons, qu'on voit débuter l'affection. Quant à la date d'apparition des premiers symptômes semblant se rattacher à la paralysie générale, nous voyons, dans l'une de nos observations, l'embarras de la parole, les troubles de la mémoire, les irrégularités dans le travail remonter à dix ans avant l'éclosion de la paralysie générale confirmée, mais depuis quatre ans seulement, les symptômes s'étaient accentués et groupés, au point de permettre le diagnostic en connaissance de cause (observation III).

Dans l'observation IV, au contraire, il faut remonter seulement à deux ans avant l'entrée pour trouver des signes de paralysie générale après des excès ayant duré au moins vingt ans, sans qu'il ait jamais été donné de noter aucun accès antérieur de délire alcoolique.

Dans un autre cas (observation V), un malade considéré comme alcoolique simple à une première entrée, revenait à Sainte-Anne moins de deux ans après, avec des symptômes très nets de paralysie générale.

De même, dans l'observation VI, le malade entré une première fois comme alcoolique, rentrait six mois plus tard comme paralytique général.

Observation III. (Personnelle.)

R..., 48 ans. Paralysie générale. Alcoolisme chronique, Pas d'antécédents nerveux connus dans la famille. Le malade a des migraines datant de la jeunesse; tic de la face depuis une dizaine d'années. Abus de boissons remontant à près de trente ans : lorsqu'il était tout jeune, il se trouvait chez une patronne alcoolique qui buvait, dit-il, l'absinthe toute pure et qui le poussait à boire avec elle ; il a bu, à ce moment, trois et quatre litres de vin, et quelques années plus tard, plusieurs absinthes par jour. Depuis dix ans déjà, le malade présentait lors des exacerbations de l'intoxication alcoolique, de l'embarras de la parole, de la diminution de la mémoire, commettait de fréquents oublis, remarqués par son entourage ; mais c'est surtout depuis quatre ans que l'affaiblissement réel et permanent de la mémoire s'est produit, pour ne plus rétrocéder, tandis que par périodes on pouvait noter l'exagération de l'embarras de la parole et le tremblement des mains. Les irrégularités dans son travail, les oublis répétés rendant impossible toute occupation suivie, datent de deux années. Accentuation progressive de l'affaiblissement des facultés intellectuelles dans ces derniers mois ; parfois R... se conduisait comme un enfant, disant des puérilités, rêvant fortune, parfois aussi il semblait pour un temps recouvrer une certaine lucidité. D'habitude, il se montrait gai, content de tout, ou plutôt indifférent à tout.

Bouffée ambitieuse il y a dix jours: le malade disait avoir fait gagner à un ami, grâce à un plan conçu par lui, une somme de trois millions et une forte part lui en reviendrait. Agitation nocturne, R... s'habillait, se déshabillait, mettait sa chemise sur ses vêtements ; cachait tout ce qui lui tombait sous la main, accusant sa mère d'être folle et de tout perdre, si on lui demandait où il avait mis tel ou tel objet. Trois jours avant son entrée à Sainte-Anne il a, sans motif, violenté sa mère. Actuellement, on constate un affaiblissement intellectuel considérable ; indifférent à sa situation, le malade ne demande ni où il est, ni pourquoi il se trouve ailleurs que chez lui. Il n'a qu'une conscience imparfaite de ses actes, et répète niaisement qu'il a frappé sa mère parce qu'elle est folle. Diminution considérable de la mémoire ; R... ignore son âge, l'année et le mois. Quelques vagues conceptions hypochondriaques : ainsi le malade craint beaucoup de mourir, parce que, dit-il, il n'a plus de sang. Tremblement des mains ; désordre moteur très prononcé aux membres inférieurs ; exaltation des réflexes rotuliens. Quinze jours après son entrée, le malade a présenté toute une série d'idées ambitieuses ; par exemple, il a trouvé le moyen de ressusciter les morts et de rendre la santé aux poitrinaires ; il propose au médecin de faire sa fortune en une heure : « On dit, ajoute-t-il, que je suis toqué quand je raconte ces choses-là, mais à vous, je puis le dire, car vous savez que j'ai toute ma tête. » Il est superbe, il a une voix magnifique, et propose de chanter à l'Opéra ; pas d'attaques apoplectiques ni épileptiformes.

Réflexions. — Nous voyons dans cette observation un malade qui a, pour ainsi dire, réalisé une expérience de laboratoire ; depuis l'enfance en effet, l'alcool a été ingéré avec excès ; la période de résistance a été très longue et, très probablement, elle aura été signalée par des accidents alcooliques survenant sous forme de poussées. L'intoxication prolongée a donc pu déterminer la lésion interstitielle de la paralysie générale, étant donné que les abus ont été commis durant une période de temps considérable, puisqu'il s'est écoulé au moins vingt années entre le début de ces excès et l'apparition des premiers symptômes. Et quels étaient ces accidents ? Des oublis, de la diminution des facultés intellectuelles, des irrégularités dans le travail, de l'embarras de la parole, tous symptômes signalant des périodes durant lesquelles l'alcool avait été absorbé en plus grande quantité que d'ordinaire. C'est là la période intermédiaire sur laquelle insiste Gambus, période difficile à bien élucider, car nous ne la connaissons en général que par les renseignements des parents. Les accidents qui en marquent le cours, pris isolément, sont des symptômes de paralysie générale, mais ils appartiennent encore à l'alcoolisme, car leur présence ne serait pathognomonique de paralysie générale que s'ils étaient groupés et associés d'une certaine manière ; ils peuvent, en effet, à ce moment de transition, ou rétrocéder, sous l'influence d'une médication appropriée, et surtout de la cessation des excès, ou, au contraire, devenir fixes et évoluer dans le sens de la paralysie générale.

Dans l'observation que nous citons, il est probable qu'il y a dix ans ces embarras intermittents de la parole, ces lacunes toutes paralytiques de la mémoire n'auraient point formé un cortège symptomatique suffisant pour permettre de faire le diagnostic de paralysie générale.

Nous retrouvons, d'ailleurs, les incertitudes qu'il est impossible d'éviter en pareil cas, dans les diagnostics successifs de M. Legrand du Saulle, qui, ayant vu venir plusieurs fois R..., à titre de simple alcoolique, donna en dernier lieu le certificat suivant : Alcoolisme chronique, affaiblissement intellectuel, amnésie, accès de fureur par intervalles, tremblement de la langue et des mains, incapacité de se diriger, conscience incomplète de ses actes. A ce moment déjà, le malade était paralytique général et c'est lors de cette entrée que furent notés tous les symptômes signalés plus haut. Deux ans plus tard, les signes était devenus beaucoup plus nets et M. Legrand du Saulle inscrivait dans son certificat : Paralysie générale alcoolique, affaiblissement intellectuel, diminution marquée de la mémoire, embarras de la parole, incapacité de se diriger, nulle conscience de ses actes.

Observation IV. (Personnelle.)

L..., 35 ans. Alcoolisme chronique. Paralysie générale. Pas de maladies mentales dans la famille. Le malade aurait eu, à 19 ans, une insolation accompagnée de délire ; caractère ordinairement concentré. Excès alcooliques depuis la jeunesse : depuis cinq ans, date de son mariage, jusqu'à son entrée à Sainte-Anne, il n'a cessé de prendre quotidiennement trois litres de vin et plusieurs absinthes ; il n'aurait jamais présenté de délire alcoolique, mais il était sujet à des fureurs non motivées, dans lesquelles il brisait tout autour de lui. Il y a deux ans, a commencé une période d'excitation cérébrale considérable : devenu loquace, actif, de taciturne et indifférent qu'il était, le malade faisait ses affaires avec une excitation fiévreuse ; mais déjà sa mémoire devenait infidèle, il oubliait les faits récents, ne pouvait dire ce qu'il avait fait la veille, ou le matin même. Il y a un an, embarras de la parole et impossibilité de toute occupation suivie ; depuis six mois, le malade ne pouvait presque plus articuler les mots. L'affaiblissement intellectuel a été croissant depuis ce temps ; les opérations intellectuelles absurdes, incohérentes, sont devenues à peu près nulles ; il y a deux mois, éclosion d'idées ambitieuses ; le malade faisait des projets pour l'avenir, voulait avoir de beaux vêtements, de beaux appartements. Dans les quinze derniers jours, est survenu un accès de délire alcoolique caractérisé par des hallucinations visuelles nocturnes d'assassins, et des hallucinations auditives ; on disait : il est fou, il faut le tuer. Insomnies absolues. Dépression mélancolique, désespoir, crainte de mourir, crises de larmes, marmottements. Le malade se croyait empoisonné, refusait les alimemts disant que sa femme n'avait pas de quoi le nourrir, il ne voulait plus coucher avec elle, craignant de lui donner sa maladie, ou de lui donner la fièvre.

Actuellement, le malade est à la troisième période de la paralysie générale ; on constate, en effet, un embarras considérable de la parole, de la titubation, une marche des plus incertaines, de l'exagération des réflexes rotuliens, de l'inégalité pupillaire, la pupille gauche étant beaucoup plus dilatée que la droite. En même temps, on constate tous les symptômes de la démence paralytique ; le caractère, la mémoire, les conceptions sont altérés au plus haut degré ; l'évolution est, de tout point, confirmative du diagnostic posé d'après les symptômes.

Observation V.

B.., 44 ans. Première entrée, alcoolisme chronique. Deuxième entrée, deux ans après, paralysie générale.

Nous trouvons dans les registres de l'admission une observation qui, quoique incomplète, mérite cependant d'être citée. Le malade dont il s agit était ainsi caractérisé par M. Féré à sa première entrée : Excès alcooliques anciens. Préoccupations mélancoliques. Accès d'anxiété. Accusations imaginaires ; s'est blessé en se frappant la tête contre le mur de sa cellule. Ce diagnostic se trouve en accord avec celui de M. Magnan, qui est le suivant : Délire alcoolique avec hallucinations pénibles. Accusations imaginaires, frayeurs. Tentative de suicide. Contusions de la face. Plaie du crâne.

A la date de la deuxième entrée, le malade était devenu nettement paralytique général et les détails du diagnostic se retrouvent dans le certificat suivant signé de M. Magnan : Paralysie générale avec idées ambitieuses, incohérentes. Hésitation de la parole. Inégalité pupillaire. Déjà traité pour des accidents alcooliques.

Réflexions. — On peut supposer que sur un fond d'alcoolisme chronique, déjà constaté à la première entrée, de nouveaux excès alcooliques ont fini par déterminer la lésion interstitielle diffuse. Mais, dans ce cas, malgré les apparences, il convient de se réserver, en l'absence de renseignements positifs sur les antécédents et la manière de vivre du malade.

Observation VI. (Personnelle.)

D..., 43 ans. Alcoolisme chronique. Paralysie générale. Pas de maladies nerveuses ni mentales dans la famille. Le malade fait des excès alcooliques depuis vingt ans ; buvant beaucoup de vin et de l'absinthe seulement depuis cinq ans, s'enivrant au moins un jour sur deux, il était brutal, emporté, et commettait souvent des extravagances étant en état d'ivresse. Pas de syphilis. Depuis deux ans environ on le renvoyait de toutes les maisons où il travaillait, à cause de ses erreurs continuelles. La mémoire en effet était déjà fortement affaiblie, et le malade en était venu, quelques mois plus tard, au point de se perdre dans les rues. Depuis six mois environ excitation notable, loquacité intarissable, mais sans conceptions ambitieuses. Pendant ce même temps, signes d'alcoolisme tels que, cauchemars terrifiants, réveil en sursaut plusieurs fois dans la nuit, apparition d'ombres en mouvement, quelques idées de persécution, le malade croyait que certains ennemis acharnés après lui l'empêchaient de dormir. Jamais d'attaques convulsives ni apoplectiformes ; difficulté de la marche : le côté droit surtout était incapable d'exécuter les ordres de la volonté. Depuis six semaines, embarras considérable de la parole.

D... a été arrêté pour s'être déshabillé et promené nu dans l'escalier de sa maison. Voici le certificat d'entrée signé de M. Legrand du Saulle : Alcoolisme chronique, affaiblissement intellectuel, excitation fréquente. Menaces de mort envers sa femme. Propos incohérents. Etat de nudité sur l'escalier de la maison qu'il habite. Turbulence nocturne. Actes déraisonnables.

Sorti de Sainte-Anne incomplètement guéri le malade y rentrait six mois plus tard avec des symptômes très nets de paralysie générale ; il a été arrêté pour avoir fait ses besoins en plein jour sur la voie publique. La démence est bien plus accentuée que lors de la première entrée ; ainsi quand on demande à D... pourquoi il a commis l'acte pour lequel on l'a arrêté, il répond : « J'ai l'habitude de me cacher pour faire mes besoins, mais, cette fois-là, je l'avais oublié. » Toutes ses réponses sont empreintes de ce cachet de niaiserie. La mémoire est affaiblie ; le malade ignore son âge, son adresse. Il est absolument inconscient de sa situation, ne demande même pas où il se trouve et présente quelques idées vagues de satisfaction ; ainsi il dit ne rien désirer, se trouve fort bien et souhaite que cela continue ainsi. Démarche incordonnée, chutes faciles. Exaltation des réflexes rotuliens. Embarras considérable de la parole. Les nuits sont encore troublées par des visions effrayantes. Le foie est gros et douloureux, le teint jaune, sans ictère notable ; le pouls est lent, large, et soulève brusquement des artères incrustées au plus haut degré ; toutes les artères accessibles à la palpation sont dures et flexueuses. En présence de cet ensemble symptomatique, M. Legrand du Saulle inscrivait dans son certificat d'entrée :

Démence paralytique. Niveau mental faible. Propos incohérents. Embarras de la parole. Incapacité de se diriger. Actes inconscients. Défécation sur la voie publique. Parties sexuelles à nu.

Observation VII. (Personnelle.)

G..., 43 ans. Alcoolisme chronique. Paralysie générale. Pas d'antécédents de famille. Le malade a eu autrefois une bonne santé. Excès alcooliques depuis quinze ans; tous les jours deux ou trois verres de marc et régulièrement deux absinthes; dans le courant de la journée, G... prend du vin. Jamais de délire alcoolique, mais le sommeil a toujours été léger depuis le début des excès. Le premier symptôme de paralysie générale observé a été l'embarras de la parole, survenu il y a six mois, sans perte de connaissance. Puis s'est produite de la difficulté dans la marche ; le malade trébuchait, accusait par instants des fourmillements dans les jambes et dans les pieds qu'il sentait engourdis. Depuis trois mois, modification du caractère ; de doux et affectueux, le malade était devenu brutal et violent; son ouvrage était insuffisant et il a dû cesser tout travail. Dans ces derniers jours, il était indifférent à tout ce qui se passait autour de lui, manifestant une satisfaction niaise : tout lui semblait devoir lui réussir, il allait devenir propriétaire. Diminution de la mémoire, perte de la notion du temps, le malade ignorait le jour, l'année, son âge ; il commettait des actes inconsidérés ; c'est ainsi qu'il achetait des vêtements en quantité, de menus objets, des montres. Idées ambitieuses mal coordonnées, confuses ; ainsi, il se croyait riche, il allait pouvoir chasser sur ses terres ; il comptait par centaines de mille francs l'argent qu'il devait toucher, il voulait s'établir à son compte.

Depuis huit jours, agitation extrême ; on ne pouvait empêcher G..., de sortir en voiture pour aller faire ses achats.

Actuellement, le malade est très excité, retire ses vêtements, cause toute la journée et gesticule constamment. Insomnie absolue ; il frappe aux portes toute la nuit, fuit des gens qui le poursuivent. Facies vultueux, présentant de nombreuses varicosités surtout sur les ailes du nez et les pommettes. Teinte subictérique des conjonctives. Artères temporales flexueuses, visibles sous la peau ; radiales en tuyau de pipe. Titubation ; le malade ne peut sauter sur un pied. Embarras caractéristique de la parole, tremblement fibrillaire des muscles des lèvres et de la langue ; tremblement des mains. Inégalité pupillaire considérable ; la pupille droite est beaucoup plus dilatée que la gauche ; les pupilles ne se contractent pas sous l'influence de la lumière. Réflexes rotuliens très exagérés. Incontinence d'urine. Au point de vue mental, on trouve tous les signes de la démence paralytique ; ce qui domine surtout chez G..., c'est l'inconscience de sa situation ; il ne se préoccupe pas de son séjour à Sainte-Anne, ne réclame que pour la forme, disant : Je suis bien ici, mais je ne suis pas fou, mon patron me vengera, le tout sur un ton d'indifférence absolue. Diminution considérable de la mémoire ; c'est ainsi que, ayant déchiré des draps, le malade n'en conservait aucun souvenir ; de même pour tous les actes qu'il a commis au dehors.

Quelques idées ambitieuses : par exemple, sa patronne est morte, lui laissant une fortune de quinze millions ; il a acheté récemment quatre ports d'armes pour aller chasser dans les Ardennes ; c'est son frère qui a payé, mais il a été indemnisé en sa présence.

Au bout d'une semaine environ, l'excitation s'est calmée, mais le malade est resté ce qu'il était, avec tous les symptômes ci-dessus énoncés de paralysie générale.

Si, en dernière analyse, on cherche à grouper les différents symptômes qui se font jour dans les accès successifs, pour aboutir enfin, en se groupant, à la paralysie générale confirmée, on peut admettre la systématisation en quatre périodes déjà présentée en 1873 par M. Gambus.

D'après cet auteur, une première période serait caractérisée par les troubles intellectuels bien connus de l'alcoolisme, tels que, hallucinations et conceptions délirantes de nature triste, dépressive, accès de manie à convalescence lente : le malade entre plusieurs fois dans les asiles.

Dans une seconde période, les troubles sont plus complexes : aux hallucinations, aux conceptions délirantes viennent s'ajouter les idées de satisfaction, les idées ambitieuses de la paralysie générale ; cette période est d'une durée variable, indéterminée.

Enfin, dans les troisième et quatrième périodes, les idées ambitieuses s'accentuent de plus en plus, la mémoire s'efface, la sensibilité se pervertit, les pupilles deviennent inégales, les troubles moteurs font des progrès, et tout se termine par la démence.

DIAGNOSTIC

Comme l'a très bien énoncé M. le Dr Magnan dans sa communication au congrès de Lyon, les excès alcooliques longtemps prolongés peuvent entraîner un complexus symptomatique conduisant soit à la démence simple, mais à longue échéance, soit à la paralysie générale confirmée, soit à la guérison, après avoir présenté en apparence les traits principaux de la paralysie générale. Dans la première classe se rangent les alcooliques chroniques vulgaires qui peuvent, à une certaine période, sous l'influence d'un accès subaigu, être difficiles à distinguer des vrais paralytiques généraux. Dans la troisième classe rentrent surtout certains malades, héréditaires dégénérés, qui, sous la double influence de l'appoint alcoolique et de la prédisposition originelle, se montrent sous les dehors de malades atteints de paralysie générale. C'est donc d'une part avec l'alcoolisme chronique simple, d'autre part avec les accès passagers des héréditaires dégénérés alcooliques, qu'il peut y avoir confusion dans les cas qui nous occupent, et les signes qui permettent d'arriver à éviter l'erreur vont nous fournir la matière des deux chapitres de diagnostic différentiel.

CHAPITRE III

DIAGNOSTIC AVEC L'ALCOOLISME CHRONIQUE.

Les symptômes de l'alcoolisme chronique et de la paralysie générale offrent parfois des analogies considérables, mais ils offrent aussi bien dans le domaine intellectuel que dans le domaine physique des dissemblances que nous voulons maintenant tenter de mettre en relief. Nous nous aiderons, dans cet essai, des notions importantes que Lasègue avait déjà énoncées dans sa thèse et dans son remarquable article des *Archives générales de médecine*. Les documents les plus précieux sur le même sujet se rencontrent aussi dans la thèse de notre éminent maître, M. le Dr Falret, thèse qui a fait époque en matière de paralysie générale. Nous devons citer aussi le traité de la paralysie générale des aliénés de M. le Dr Auguste Voisin qui, comme les deux auteurs précédents, fait le diagnostic différentiel des deux affections, avec d'autant plus de soin qu'il ne croit pas à la terminaison possible de l'alcoolisme chronique par la paralysie générale.

Ce sont surtout les signes physiques de l'alcoolisme chronique qui peuvent simuler ceux de la paralysie générale ; et, en effet, nous voyons l'intoxication par l'alcool donner lieu à de l'embarras de la parole, à de l'inégalité pupillaire, à du tremblement fibrillaire de la langue, des lèvres, des muscles de la face, à de l'incertitude de la marche, à des troubles de la sensibilité.

L'embarras de la parole des alcooliques est rarement aussi accentué que celui des paralytiques ; on n'y remarque pas cet effort, cette indécision avant l'émission du premier son qui se trouve dans la paralysie générale ; ce ne sont pas non plus ces omissions, ces arrêts, ces suppressions de certaines syllabes, ce bredouillement sur certaines autres difficiles à prononcer ; il s'agit plutôt, dans l'alcoolisme chronique, d'un arrêt, au moment de prononcer un mot qui ne vient pas spontanément à la mémoire ; à proprement parler, ce n'est que de l'hésitation. Bien souvent, chez les alcooliques chroniques, quand on arrive à fixer leur attention, on peut faire prononcer correctement les mots difficiles qui servent d'épreuve dans la pratique, pour déceler l'embarras de la parole des paralytiques généraux. Il faut bien dire que parfois la gêne de la prononciation et de l'articulation est impossible à différencier, mais comme toujours, il faut s'aider de toutes les autres nuances symptomatiques et ne pas se contenter d'un signe pour affirmer un diagnostic.

L'inégalité des pupilles est un symptôme que peut créer l'alcoolisme chronique et que l'on rencontre même assez fréquemment ; il ne présente rien de spécial ; cependant, nous avons remarqué chez les paralytiques que nous avons examinés à ce point de vue, la coexistence bien plus fréquente du signe d'Argyll Robertson avec l'inégalité pupillaire. Les pupilles des alcooliques, même inégales, se contractaient bien, dans la majorité des cas, par la lumière, et pour l'accommodation. Signalons, à ce propos, une particularité du symptôme inégalité des pupilles relative à l'évolution et mentionnée pai M. Pierret dans la thèse d'un de ses élèves, M. le Dr Blache : c'est la persistance de l'inégalité des pupilles, après les accès subaigus d'alcoolisme dans le courant de l'intoxication chronique ayant simulé la paralysie générale ; quand cette dernière affection, par contre, est traversée par une rémission, l'inégalité disparaîtrait. Dans l'observation qui suit nous trouvons associés, à un certain degré de diminution de la mémoire, les deux symptômes que nous venons d'étudier, savoir, l'embarras de la parole et l'inégalité des pupilles, chez un alcoolique chronique.

Observation VIII. (Personnelle.)

B. ., 42 ans. Alcoolisme. Inégalité pupillaire. Embarras de la parole. Pas d'antécédents nerveux dans la famille. Le malade boit depuis plus de quinze ans et avec excès, du vin, de l'absinthe, du vermouth, de l'eau-de-vie. Il est entré une première fois à Sainte-Anne, sur le certificat suivant, signé de M. Garnier : Délire alcoolique. Hallucinations de la vue, armée de rats envahissant sa maison. Confusion dans les idées. Parole saccadée. Inégalité pupillaire. Tremblement généralisé.

A cette époque, le sommeil était troublé : B... voyait de petits poulets, de petits lapins crevés dans son lit, des chèvres qui mangeaient les choux de son jardin, des sergents de ville qui lui cherchaient querelle, des gens qui lui en voulaient ; il se tenait à sa fenêtre avec un fusil chargé pour se défendre contre des hommes qui voulaient prendre sa maison d'assaut ;

il a même failli tuer son beau-frère qu'il prenait pour un assassin. Sorti très amélioré, il a recommence à boire ; il prenait tous les jours, paraît-il, au moins trente petits verres d'alcool; de temps à autre, il était obligé de garder le lit, à cause des étourdissements très fréquents dont il souffrait alors. A la même époque il a présenté des attaques de nerfs, avec perte de connaissance, mouvements violents, écume aux lèvres. Céphalalgie violente et presque continuelle.

Dispositions malveillantes à l'égard de sa famille : sa femme le trompe ; parfois, il monte dans sa chambre, croit voir deux places dans son lit, et prétend qu'un homme est venu coucher avec elle. On fait des « marques, des fronces, des frisettes dans son lit pour le narguer ». Ses enfants lui en veulent et soutiennent leur mère. Quand il a bu plus que d'ordinaire, il présente un embarras de la parole très prononcé ; aujourd'hui, la langue fourche facilement quand le malade ne se surveille pas ; mais, si l'on veut lui faire prononcer un mot difficile, en soutenant son attention, il le prononce correctement. Jamais cet embarras de la parole ne dure plus de sept ou huit jours, au dire de la famille. On noterait aussi une certaine diminution de la mémoire : souvent, en effet, il réprimande sa femme de ce qu'elle ne lui aurait pas communiqué certains détails, alors même qu'elle l'a averti, et souvent a plusieurs reprises. Au point de vue physique, on perçoit des saccades de la parole de temps à autre, mais sans bredouillement : le malade s'arrête court au milieu d'un mot, ou bien au moment d'en prononcer un, mais dit très bien les mots longs et difficiles. Teinte subictérique de la peau ; coloration jaunâtre de la conjonctive ; arc sénile de la cornée très marqué. La pupille droite est au moins double de la gauche ; toutes les deux réagissent bien à la lumière et pour l'accommodation. Athérome très accentué aux radiales, qui sont sinueuses, incrustées, et à la temporale droite qui roule sous le doigt. Très léger affaiblissement des jambes avec diminution du réflexe rotulien. Crampes très douloureuses dans les muscles des membres inférieurs.

Après quelques jours de traitement, le sommeil s'améliore, mais on voit persister les saccades de la parole, l'inégalité pupillaire et un tremblement vibratoire très marqué des lèvres, de la langue et des mains.

Dans notre seconde observation, nous retrouvons l'embarras de la parole et l'inégalité pupillaire coïncidant avec des hallucinations de la vue et de l'ouïe.

Observation IX. (Personnelle.)

C..., 40 ans. Alcoolisme chronique.

Pas de maladies mentales connues dans la famille. Le malade lui-même n'a jamais présenté de maladies graves. De tout temps, au dire d'un de ses amis, il aurait commis des excès alcooliques; ainsi, il rentrait ivre presque tous les soirs. Depuis quelques mois, on a remarqué chez lui des moments d'absence tenant à l'infidélité de la mémoire ; il se faisait répéter ce qu'on lui avait dit quelques minutes auparavant, ou les jours précédents ; il recommençait, dans son travail, des choses déjà faites; parfois il était violent. Insomnies ; toute la nuit, il bataillait avec des voleurs qui fuyaient en fiacre après l'avoir dévalisé, il les entendait lui dire des injures. Deux jours avant son entrée à Sainte-Anne, il a présenté une agitation presque incessante, faisant du bruit dans sa maison, criant, se disputant avec des êtres imaginaires. Pour éloigner ses ennemis, il parlait de faire sauter la maison en mettant le feu aux conduites de gaz. Idées ambitieuses ; il était riche à millions. La mémoire malgré tout n'est que légèrement amoindrie : quand on secoue le malade, on lui fait reprendre conscience ; il répond alors raisonnablement, mais retombe bientôt dans ses divagations, causées par des hallucinations. Léger embarras de la parole : le malade estropie un mot de temps à autre, mais c'est une hésitation qu'on remarque dans la parole plutôt que l'embarras classique, caractéristique de la paralysie générale. Inégalité pupillaire : la pupille droite est plus large que la gauche ; on ne trouve pas le signe d'Argyll Robertson. Athérome généralisé. Dans son certificat d'entrée, M. Magnan caractérisait ainsi l'état de ce malade : Léger affaiblissement intellectuel avec accidents alcooliques. Hallucinations pénibles ; excitation passagère. Parole légèrement hésitante. Inégalité pupillaire.

Le tremblement des lèvres des muscles de la face et de la langue est encore un symptôme commun à l'alcoolisme chronique et à la paralysie générale. Mais chez les paralytiques, c'est surtout à l'occasion d'un mouvement, d'un effort pour parler ou pour ouvrir la bouche qu'on le voit survenir dans toute son intensité : il n'est même pas rare de voir des malades dont la physionomie est placide au repos et qui présentent ce qu'on a appelé le masque paralytique ; et cependant, font-ils un mouvement intentionnel, aussitôt le tremblement fibrillaire devient notable. Si l'on prie le malade de tirer la langue hors de la bouche, on remarquera encore d'autres nuances de détail : ainsi, comme l'a fait observer Lasègue, dans l'alcoolisme la langue sort rapidement, rentre de même, convulsivement, se creuse au centre et se retire sur elle-même par des mouvements saccadés, tandis que chez les paralytiques elle sort doucement, lentement, plate, et elle est agitée, dans toute sa surface, de mouvements vermiculaires.

On observe aussi du tremblement des mains dans l'intoxication chronique par l'alcool, et ce tremblement n'est pas tout à fait celui de la paralysie générale : tout d'abord, il est de règle dans l'alcoolisme, tandis qu'il peut ne pas se rencontrer chez les paralytiques généraux. Il est habituellement beaucoup plus intense dans l'alcoolisme, plus manifeste le matin que le soir, plus marqué aussi après des excès récents, ou bien après une privation de quelques jours du stimulant auquel l'organisme est habitué. Enfin, il atteint fréquemment, dans l'alcoolisme, une moitié du corps, coïncidant alors avec un affaiblissement musculaire du même côté. Quant aux deux tremblements en eux-mêmes, tels qu'ils se traduisent par la méthode graphique, nous voyons que, d'après M. le professeur Charcot et d'après M. le docteur Marie, son élève, ces tremblements dans les deux maladies sont des tremblements vibratoires à oscillations rapides; ils présentent en effet, l'un et l'autre, comme celui de la maladie de Basedow, huit à neuf oscillations à la seconde, mais, tandis que dans cette dernière affection il s'agit d'un tremblement en masse de la main, dans la paralysie générale comme dans l'alcoolisme chronique, on enregistre des oscillations individuelles de chaque doigt.

Les troubles moteurs, eux aussi, nous fourniront des éléments précieux pour le diagnostic différentiel des deux affections. Comme le fait remarquer avec beaucoup de raison M. le docteur Christian, dans une brochure intitulée. *Nouvelles recherches sur la nature de la paralysie générale*, le terme de paralysie générale est très défectueux en ce sens qu'il indique la diminution de la force musculaire comme une des caractéristiques de la maladie, et, cependant, tous les auteurs s'accordent à reconnaître que, même à une période avancée, les troubles locomoteurs des paralytiques n'ont, à proprement parler, aucun caractère de paralysie véritable, mais tiennent bien plutôt à des phénomènes ataxiques ; car les malades, lorsqu'ils sont incapables de se tenir debout, par exemple, peuvent encore, étant couchés, développer une force musculaire assez considérable.

Les alcooliques, au contraire, appartenant au groupe que Magnus Hüss nomme : intoxication chronique réellement paralytique, ressentent une véritable faiblesse dans les bras et dans les jambes, ils constatent qu'ils ont de la peine à soulever les bras et à serrer les objets, que les mouvements de leurs doigts sont moins précis et moins délicats ; qu'ils ne peuvent marcher longtemps sans éprouver une lassitude telle qu'ils tombent à chaque pas ; enfin que, à peine dans certains cas, peuvent-ils se tenir debout. De plus, dans l'alcoolisme chronique, la faiblesse est prédominante aux membres supérieurs.

A côté de ces symptômes communs, nous citerons, en dernier lieu, des troubles de la sensibilité qui sont presque spéciaux à l'alcoolisme chronique, et permettraient parfois de le distinguer de la paralysie générale : ce sont des crampes musculaires, des fourmillements, des engourdissements, qui commencent toujours par les extrémités, telles que les doigts ou les orteils. Ces phénomènes aboutissent bien souvent à l'abolition, ou tout au moins à une diminution considérable de la sensibilité à tous ses modes dans les points atteints. Enfin, dans la forme dite hémi-anesthésique de l'alcoolisme chronique, il peut se rencontrer, après une perte de connaissance, ou simplement après quelques étourdissements et une période de céphalalgie, une véritable hémiplégié, accompagnée d'hémianesthésie sensitivo-sensorielle, et de tremblement exagéré du côté paralysé, fait signalé pour la première fois par M. le docteur Magnan dans nombre d'observations.

En outre de ces phénomènes, la nature même des sensations subjectives, les crampes, les fourmillements, les sensations d'animaux courant sous la peau, sont presque spécifiques de l'intoxication, surtout si on les compare aux troubles moins bien définis et moins fréquents de la sensibilité générale chez les paralytiques.

Mais, comme le diagnostic différentiel ne peut être sérieusement établi qu'en faisant la synthèse des symptômes, nous ajouterons à cette étude des signes physiques, son complément indispensable, c'est-à-dire l'examen de l'état mental du malade.

Au point de vue psychique, il est parfois fort délicat d'accuser les caractères différentiels de l'alcoolisme chronique et de la paralysie générale. Cependant, en premier lieu, la prédominance des hallucinations, surtout des hallucinations visuelles, se rencontre comme un élément important du diagnostic de l'alcoolisme. En effet, l'apparition de flammes d'éclairs, de mouches volantes, de figures pour la plupart en mouvement, apparaissant dès que l'ombre succède au jour, provoquant des réactions parfois violentes de l'individu, sont autant de caractères spécifiques de l'intoxication alcoolique, surtout si ces phénomènes se rencontrent concurremment avec d'autres signes d'alcoolisme. Les hallucinations de l'ouïe, de la sensibilité générale, les crampes, les fourmillements, font partie du même cortège symptomatique. Cependant, il ne faudrait pas donner à ces signes une valeur absolue au point de vue du diagnostic alcoolisme, car ils peuvent, dans certains cas, persister, et avec tous leurs caractères, comme reliquat d'excès alcooliques commis récemment chez des malades qui sont déjà des paralytiques généraux. L'observation qui suit en est un exemple.

Observation X. (Personnelle.)

F..., 47 ans. Paralysie générale. Alcoolisme. Pas de maladies mentales connues dans la famille. Le malade lui-même a eu la fièvre typhoïde à 8 ans. Il s'est marié à 19 ans, et sa femme affirme que, dès cette époque, il avait l'habitude d'abuser des boissons alcooliques. Un fils qu'il a eu, lorsque déjà depuis quatre ou cinq ans il faisait des excès de boissons, a eu, dans la convalescence d'une fièvre typhoïde, des accès épileptiformes qui auraient duré pendant une année. Le malade a pris, toute sa vie, de l'alcool, surtout de l'eau-de-vie de marc le matin à jeun, et, en outre, trois ou quatre absinthes par jour. Deux fois par semaine, en moyenne, il se grisait complètement. Le sommeil a toujours été très léger; jamais on n'a constaté de pituites. En 1889, les nuits sont devenues plus mauvaises : le malade ne dormait plus du tout, passait la nuit debout, en proie à des hallucinations pénibles de la vue : il voyait des hommes venant pour l'arrêter, des tigres, des panthères noires, des ours, des chats noirs. Puis sont survenues des idées vagues de persécution ; il ne pouvait plus travailler, il allait faire faillite, des craintes d'empoisonnement : on mettait du vinaigre dans ses aliments. Après quelques semaines, signalées par une agitation constante, une irritabilité qui l'a souvent poussé à frapper sa femme à la moindre contrariété, et même à la menacer d'un couteau, le malade a présenté, vers la fin de l'année 1889, une série d'idées délirantes de grandeur : il a été soigné chez lui à ce moment. Se croyant appelé à un grand avenir, il s'est mis à s'occuper d'électricité : il allait monter une grande maison, capable de fournir l'éclairage électrique à tous les habitants de Paris et de la province ; il ferait ainsi fortune et entretiendrait richement sa famille. Il donnait à tout le monde des bons, des chèques sur différentes banques de Paris, où l'on pouvait, de sa part, toucher de grosses sommes. Surexcitation extrême de la mémoire à ce moment : F... récitait constamment des vers, des tirades classiques qu'il avait apprises autrefois, et auxquelles il n'avait plus jamais songé ; chantait des chansons que sa femme ne l'avait plus entendu chanter depuis plus de vingt ans. Activité extrême : il ne dormait pas et écrivait toute la nuit les plans de sa maison de commerce, et ses différents projets. Constamment, d'après sa femme, il avait l'air d'être gris, avec une excitation intellectuelle plus intense. Après cette période qui a duré environ deux mois, le malade a commencé à perdre la mémoire, il voulait toujours sortir, mais quand il échappait à la surveillance, il se perdait dans les rues, et a été conduit une fois au poste de son quartier où il n'avait pu donner son adresse. La parole s'est embarrassée progressivement dans le courant de l'année 1890 et l'embarras en est venu à un tel point, que pendant le mois de septembre 1890 l'articulation, même d'un seul mot, n'était pas possible. Affaiblissement considérable des jambes à cette même époque. Tristesse profonde, mais sans idées de suicide ; pendant cette période on a eu beaucoup de peine à l'alimenter. Etourdissements et maux de tête fréquents.

Depuis six semaines environ, les symptômes d'alcoolisme, qui s'étaient amendés, sans cesser complètement, ont reparu et sont devenus très intenses. Le malade voyait dès que l'ombre apparaissait, mais même en plein jour, des fantômes, des hommes qui pénétraient dans sa chambre, des incendies ; toute la nuit, il roulait ses couvertures, croyant enfermer dans un coin une multitude de bêtes qui s'en échappaient malgré lui. Actuellement, on remarque une agitation inquiète : le malade a l'air hébété, il répond difficilement aux questions, et est en proie, même pendant qu'on l'examine, à des hallucinations de la vue, mais non terrifiantes : ainsi, il voit un cocher qui passe avec sa voiture, sa femme qui se balance dans les airs. Hallucinations de la sensibilité générale ; il dit souffrir beaucoup des parties, car on les lui a récemment coupées avec une scie. On lui a volé des millions qu'il possédait. Perte de la mémoire, le malade ne sait où il se trouve, ni dans quelle année nous vivons. Embarras considérable de la parole : hésitation avant de prononcer un mot pendant que les muscles des lèvres et des joues sont agités de tremblement fibrillaire. Le tremblement atteint aussi la langue, que le malade tire difficilement hors de la bouche. Inégalité pupillaire : la pupille gauche est beaucoup plus dilatée que la droite ; les deux pupilles se contractent bien à la lumière. Athérome peu prononcé de l'artère radiale, mais très accusé aux artères temporales. — Gâtisme.

Mais ce qui fait surtout la pierre de touche, c'est l'état mental de l'individu : chez le paralytique, ce qui domine, c'est cet affaiblissement en masse de toutes les facultés intellectuelles, cette démence qui, même lorsqu'elle n'est pas encore très accentuée, donne aux personnes qui vivaient avec le malade l'impression d'un être diminué, n'ayant plus aucune des manifestations psychiques auxquelles il les avait habituées dans sa vie antérieure. Inconscient, indifférent aux souffrances d'amour-propre que lui réserve à tout instant la vie sociale, le paralytique fait preuve d'une perte absolue de cette faculté qui permet d'apprécier un échec et de s'en affliger s'il y a lieu ; a-t-il présenté un défaut de mémoire qui lui ménage un affront public, il n'en est nullement touché, et souvent il continue plein de suffisance, à énoncer ses idées ambitieuses mal coordonnées. Ses sentiments envers sa famille sont nuls, les fatigues, les peines de tel ou tel des siens ne l'arrêtent pas une seconde. Il se néglige, laisse ses vêtements en désordre, n'oppose plus à la satisfaction des désirs que lui inspirent les objets extérieurs aucun des freins que le jugement et la raison font immédiatement entrer en ligne de compte dans les déterminations de l'homme sain d'esprit : des vols par exemple se produisent bien souvent dans ces conditions, sans qu'à aucun moment les malades aient été responsables de l'acte en lui-même, qu'ils ne savent plus apprécier à sa juste valeur. C'est cet ensemble de phénomènes psychiques surtout qu'il faut rechercher, par une analyse de la manière d'être des actes antérieurs du malade, et par l'examen approfondi de ses facultés prises en détail, de la mémoire, par exemple, qu'il faut explorer, comme le jugement, comme le sens moral, méthodiquement, et avec attention. L'alcoolique est loin de nous offrir un pareil tableau symptomatique. M. J. Falret, dans sa remarquable thèse de doctorat, a, en quelques lignes, reproduit les caractères psychiques de l'alcoolique chronique. « Un tel malade, dit cet auteur, est ordinairement dans un état d'hébétude plus ou moins prononcé, surtout dans le moment où les accidents physiques sont plus marqués, c'est-à-dire après un nouvel excès. Il éprouve surtout une diminution notable de la mémoire, et il peut même avoir oublié, dans le moment, les faits les plus importants de sa vie ou de sa maladie. Ses idées sont obscurcies et le cours en est ralenti; souvent, le malade peut encore comprendre la plupart des question qu'on lui adresse, mais il présente une obtusion évidente des facultés intellectuelles : fréquemment il a conscience de son état. » Et, en effet, chez l'alcoolique chronique, c'est surtout de l'obtusion que l'on rencontre, une absence de manifestations intellectuelles, ou tout au moins une lenteur de conception et d'expression que le vulgaire figure assez exactement, comme le dit Lasègue, par le terme d'abrutissement. Dans les cas où le diagnostic différentiel entre l'alcoolisme et la paralysie se pose avec toutes ses difficultés, on peut se rapporter à ce fait que le paralytique, lui, est encore en possession d'une certaine activité de l'intelligence, activité stérile, il est vrai, car elle est mal dirigée, car les idées germent et surgissent au hasard, sans qu'aucune cohésion se remarque entre elles ; elles sont multiples, mobiles, incohérentes et contradictoires, mais elles abondent souvent, tandis que l'alcoolique chronique est surtout un torpide, un individu dont l'intelligence est engourdie. Nous n'avons pas en vue, du reste, dans cette description, les alcooliques invétérés, arrivés aux dernières périodes de l'intoxication, et qui, pour un grand nombre, sont des déments simples, sans aucun symptôme de paralysie générale. Cet état d'obtusion parfois très accentuée peut rendre nécessaire un examen prolongé du malade, car il est difficile, à travers un tel voile, de distinguer exactement comment se manifestent les facultés mentales, et quel est leur niveau. Dans la majorité des cas, cependant, on peut, au bout de peu de temps, voir les idées s'éclaircir un peu, et le malade fait preuve d'un jugement et d'une faculté de compréhension absolument contradictoires de la paralysie générale. On se rend compte alors d'un degré de conscience plus élevé, d'une association de phénomènes intellectuels se traduisant par une attitude et des actes tout autres que ne sont ceux des paralytiques généraux, quelque diminuées que puissent être la mémoire et l'imagination. Parfois, cet état d'obtusion est assez long à se dissiper, et nous citerons, à ce point de vue, l'observation suivante :

OBSERVATION XI.

M..., 34 ans. Alcoolisme chronique.

Pas d'antécédents héréditaires connus. Le malade avoue prendre au moins six absinthes par jour depuis huit ans. Le caractère des accidents provoqués par l'absinthe se retrouve dans les différents accès qui ont, à plusieurs reprises, motivé la séquestration ; ce sont des convulsions épileptiformes. Pendant les accès survient habituellement du délire. Ainsi, lors de sa première entrée, M... a vu Dieu comme un homme barbu, rouge et portant des favoris, habillé en douanier, avec une tunique bleue, des boutons d'or, et une casquette. Dans presque toutes les attaques convulsives, le malade s'est fait de profondes morsures de la langue ; dans l'une d'elles, il s'est brûlé.

Pendant un an, à la suite de son premier internement, le malade a continué et même exagéré ses excès alcooliques, dès la sortie. Il est revenu en 1890, présentant un ensemble symptomatique tel que le certificat de M. Legras était ainsi formulé : Paralysie générale. Affaiblissement intellectuel. Agitation intense. Violences envers les personnes. Insomnie. Divagations. Actes désordonnés et inconscients. Urine partout où il se trouve et se débarbouille avec ses matières fécales. Inégalité pupillaire. Accrocs dans la parole. L'affaissement intellectuel était considérable : le malade, indifférent à tout ce qui l'entourait, s'exprimait difficilement, était incapable de dire le jour ou l'année. L'inégalité pupillaire était manifeste : la pupille gauche était au moins d'un tiers plus large que la droite. M. Magnan réserva pendant plusieurs jours le diagnostic, qui fut enfin le suivant : Alcoolisme chronique avec accès subaigu. Idées de satisfaction. Hésitation de la parole. Inégalité pupillaire.

Et, en effet, l'obtusion intellectuelle se dissipa peu à peu, l'embarras de la parole disparut, l'inégalité pupillaire seule persista. Après un mois de traitement, le malade était mis en liberté. Rechute presque aussitôt ; un mois après la sortie, des accès épileptiformes se reproduisaient et le malade se présentait de nouveau avec de l'embarras de la parole et de l'inégalité pupillaire. Pendant plus de deux mois il est resté dans un état d'obtusion absolu; les accrocs dans la parole restaient aussi nets qu'à la première entrée, l'inégalité pupillaire subsistait. Contrairement à ce qui s'était passé dans les deux premiers internements, signalés par une guérison rapide, le malade n'a pu recommencer à travailler dans la maison qu'au bout de soixante jours.

Dans l'observation de cet homme, nous avons vu coïncider divers symptômes de paralysie générale : cette dépression de toutes les facultés intellectuelles, cette diminution de la mémoire qui, dans le dernier accès, est restée affaiblie pendant deux mois, ces symptômes physiques, tels que embarras de la parole et inégalité des pupilles, s'installant à chaque accès avec plus de persistance, nous mettent presque sur la voie de la période intermédiaire, conduisant à la paralysie générale. Et cependant, malgré tout cet ensemble, il ne s'agissait pas de paralysie générale, car après un ou deux jours, le malade pouvait toujours, alors qu'on le secouait fortement, fournir des réponses assez exactes pour trahir seulement un engourdissement de la pensée, et non une véritable démence.

Un dernier élément doit enfin entrer aussi en ligne de compte dans l'établissement du diagnostic différentiel, il s'agit du délire. Quoique l'on puisse considérer le délire comme un symptôme accessoire de paralysie générale, le fait même qu'un malade qui présente des signes physiques, commence à émettre des conceptions ambitieuses, doit mettre l'observateur en garde ; mais ce n'est que si ce délire ambitieux est marqué au coin de la démence paralytique qu'une opinion ferme pourra être avancée. Cependant, si ce symptôme est accessoire, il n'en acquiert pas moins une valeur relative, quand on l'oppose à la manière d'être toute différente des alcooliques. Si les paralytiques généraux sont, pour un grand nombre d'entre eux, au moins, satisfaits d'eux-mêmes, entraînés par leurs idées ambitieuses, auxquelles ils sont incapables de résister, s'ils sont assez indifférents, même, pour ne pas se plaindre de souffrances réelles et souvent fort intenses, les alcooliques, au contraire, sont en général déprimés et tristes ; appréciant souvent leur déchéance intellectuelle, ils s'en affligent. Sans vouloir opposer le délire ambitieux de la paralysie générale aux tendances hypocondriaques des alcooliques, les paralytiques pouvant être, eux aussi, atteints de délire hypocondriaque, nous pouvons, tout en n'admettant pas le caractère absolu de cette proposition, citer à ce propos le joli mot de Lasègue qui disait : « Jamais un alcoolique ne vit dans l'espérance d'un jour heureux. » Nous ajoutons à ce chapitre l'observation d'un malade chez lequel s'est produite une poussée de délire ambitieux nettement caractérisée, et simulant le délire ambitieux de la paralysie générale.

Observation XII. (Personnelle.)

R..., 48 ans. Alcoolisme chronique. Délire ambitieux. Le père et un frère étaient ivrognes. Le malade lui-même prenait, depuis de longues années, de l'alcool et de l'absinthe, au point d'être ivre cinq jours sur sept, au dire de ses parents. Il aurait cessé ses excès vers l'âge de 31 ans et serait resté sobre depuis ce temps ; mais il a recommencé à boire en 1889 à l'occasion d'un chagrin, et sous l'influence des abus de boissons qu'il a commis depuis deux ans a présenté un accès de délire alcoolique avec hallucinations de la vue, insomnies, idées ambitieuses, telles que les suivantes : il devenait, disait-il, très fort, il engraissait d'une façon considérable, il inventait des machines perfectionnées pour tuer les mouches. Durant cette période, on note quelques extravagances : ainsi, une nuit, il était allé, à moitié nu, se laver le derrière dans une fontaine, sur une place publique, à Nogent; il parlait avec une grande exaltation, très vite, mais sans embarras aucun de la parole. La mémoire était surexcitée pour les faits anciens, mais semblait affaiblie pour les faits ordinaires de la vie : ainsi, il oubliait le prix des objets qu'il avait achetés la veille. Achats inconsidérés à ce même moment : il avait payé pour 350 francs de meubles dont il n'avait nul besoin, un autre jour il avait acheté 110 mètres de torchons. L'excitation et le délire ont duré environ trois mois, puis après avoir pu recommencer à travailler régulièrement pendant quatre mois environ, il a déliré de nouveau à l'occasion d'un vol commis chez lui par sa propre fille qui l'avait quitté après l'avoir dévalisé. En même temps que les nuits devenaient mauvaises, se manifestaient des idées de persécution ; pendant le jour, il prenait pour des voleurs des personnes quelconques, rencontrées dans la rue, et les suivait en disant : je vais le tuer.

Actuellement R... est très excité; il n'a aucun sommeil, frappe aux portes de sa cellule toute la nuit, en proie à des hallucinations terrifiantes de la vue, il voit des Prussiens qui s'acharnent contre lui, et soutient avec eux une lutte continuelle. Hallucinations de l'ouïe : il entend dire qu'un nommé Joseph lui a volé son parapluie et veut le tuer; on lui dit qu'on lui a volé douze cents francs. Idées d'empoisonnement; on a voulu le faire mourir en mettant de l'arsenic dans ses aliments. Idées ambitieuses ; il veut faire concurrence à la foire aux jambons, il possède vingt mille francs à la banque de France, et il va toucher beaucoup d'argent. Une pâtissière de sa connaissance a un milliard et demi pour lui; puis il se reprend et dit : c'est peut-être seulement un million et demi. Il se vante d'avoir tué à coups de parapluie quatre hommes qui en voulaient à la vie du shah de Perse.

La mémoire est conservée ; quand on secoue le malade, il reprend conscience et dit très bien quelle est la date du jour et de l'année où nous vivons, il peut donner des détails assez précis sur les causes du dissentiment avec sa femme. Au point de vue physique R... présente de l'athérome généralisé des artères, manifeste à la crurale, aux temporales, mais un peu moins aux artères radiales; on détermine une légère douleur à la pression de l'hypocondre droit. Tremblement léger des doigts, secousses fibrillaires des muscles de la langue. Inégalité pupillaire : la pupille gauche est beaucoup plus étroite que la droite; toutes les deux, du reste, se contractent bien par la lumière et pour l'accommodation.

Comment apprécier maintenant la valeur de cette bouffée de délire ambitieux survenue chez un alcoolique chronique? M. Auguste Voisin, dans son intéressant article sur l'état mental des alcooliques, cite un certain nombre d'observations de ce genre sans tirer de conclusions. Peut-être, dans le cas particulier que nous relatons, s'agit-il d'un malade pour ainsi dire fatalement voué à la paralysie générale, et chez lequel un des symptômes accessoires de cette grave affection s'est fait jour le premier. Quoiqu'il soit impossible chez un tel malade de faire, encore aujourd'hui, d'autre diagnostic que celui d'alcoolisme chronique, nous avons cru devoir rapporter son histoire, instructive au double point de vue du délire ambitieux, d'une part, et de la difficulté du diagnostic différentiel, d'autre part, quand les malades sont encore dans la période intermédiaire à l'alcoolisme chronique et à la paralysie générale.

CHAPITRE IV

DIAGNOSTIC AVEC LA DÉGÉNÉRESCENCE MENTALE.

Parmi les dégénérés héréditaires, il en est qui sont particulièrement sensibles à l'action de l'alcool, et chez lesquels la coexistence des symptômes attribuables à l'intoxication et de ceux qui relèvent de la prédisposition, s'unissent pour donner au complexus symptomatique les apparences de la paralysie générale. Le diagnostic est souvent des plus difficiles, et il est probable que nombre des malades pour lesquels on a créé le groupe des pseudo-paralysies générales alcooliques, n'étaient autres que des dégénérés, arrivés à une période assez avancée d'alcoolisme chronique pour que les symptômes physiques fussent nettement accentués, tandis que l'état mental en rapport avec la dégénérescence héréditaire simulait le délire ambitieux de la paralysie générale. Comme M. Magnan l'enseignait à ses auditeurs du mercredi, « un dégénéré qui boit peut, sous cette influence, voir se développer une poussée de délire ambitieux sans qu'il y ait à craindre une paralysie générale ». Et même dans les cas extrêmes, la notion qu'il s'agit d'un malade chez lequel la prédisposition héréditaire, ayant sa source manifeste chez les ascendants, s'est traduite déjà par quelques troubles antérieurs chez l'individu, cette notion est suffisante pour permettre de faire une restriction dans le pronostic si sévère de la paralysie générale, ou tout au moins de laisser en suspens le diagnostic avec une lueur d'espoir. C'est ainsi que, dans un cas de ce genre, M. Magnan, faisant remarquer dans la manière d'être du malade des symptômes protéiformes, variables d'un moment à l'autre et dénotant encore, même avec un état démentiel avancé, une instabilité et une mobilité extrêmes de dégénéré héréditaire, s'exprimait en ces termes : « Tel qu'il est, en ce moment, ce malade, s'il n'était un dégénéré à la fois en raison des antécédents de famille que nous connaissons, et de son état mental, devrait être considéré comme un alcoolique chronique entrant dans la paralysie générale. » Les détails de cette observation sont les suivants :

Observation XII.

F..., 41 ans. Dégénérescence mentale. Alcoolisme chronique. Paralysie générale probable.

Mère aliénée. Un frère alcoolique a eu un accès de délire. Le malade a eu des convulsions dans l'enfance. Il a toujours été considéré comme intraitable : quittant la maison de ses parents, il restait parfois plusieurs semaines sans revenir, couchant on ne sait où. Plus tard, il a conservé l'instabilité de caractère de sa jeunesse, se faisant renvoyer des maisons nombreuses où il a travaillé, toujours en guerre avec ses camarades. Depuis plus de quinze ans, il s'adonne à l'absinthe, jamais il n'a été interné antérieurement.

La maladie actuelle date d'un an environ : le début en a été signalé par des insomnies, des terreurs nocturnes, des cauchemars ; le malade voyait autour de son lit des bêtes, telles que lions, panthères, ours, qui voulaient le mordre. Travaillant à ce moment chez un boulanger, il a été saisi, une nuit, d'une telle frayeur, qu'il s'est caché dans un pétrin rempli de farine ; même dans la journée, il était pris de peurs subites. Depuis quinze jours sont survenues des idées ambitieuses et des préoccupations hypocondriaques. A son entrée, F... est atteint d'une excitation intellectuelle des plus intenses : il énonce, avec une grande volubilité, ses diverses conceptions délirantes ; ses idées ambitieuses sont multiples : ainsi, il sait faire tous les métiers ; il est médecin, architecte, menuisier. Il a au moins cent cinquante enfants, et il en a pris une douzaine avec lui pour les élever. Il a gagné aujourd'hui cinq cents millions, et demain il gagnera mille millions de francs. Il va fabriquer des ballons en toile galvanisée et goudronnée, recouverts de caoutchouc ; ces ballons soutiendront un chemin de fer qui pourra marcher sur la mer. Il va monter un bazar qu'il installera en louant toutes les maisons de Paris. A côté de ces conceptions gigantesques, si on demande à brûle-pourpoint au malade quelle est sa profession, il répond simplement qu'il est garçon de lavoir et qu'il gagne dix francs par jour, ce qui est exact. On retrouve, du reste, en emps ordinaire, chez lui, cet état d'insouciance, de puérilité des paralytiques généraux : ne se demandant ni où il est, ni ce qu'il fait à Saint-Anne, l'air heureux, satisfait, il se promène au milieu des autres malades, promettant à chacun d'eux des richesses et des positions brillantes. Quand on le questionne sur ses projets ambitieux, on note une surexcitation de la mémoire pour nombre de faits anciens ; mais, sur des faits précis, tels que dire son âge, son nom même, l'année, le mois ou le jour, on s'aperçoit rapidement de l'infidélité de la mémoire. Parfois, et par accès, comme chez les dégénérés héréditaires, le malade est envahi par des idées tristes : il pleure, dit qu'il va mourir, que son cœur est malade, qu'il saute comme une balle dans sa poitrine, qu'il souffre de la tête, que tout son corps fourmille, que tout lui danse dans la poitrine et dans les jambes. Et c'est avec la plus grande facilité, et pour ainsi dire instantanément, qu'on peut faire passer le malade de ses idées ambitieuses à ses préoccupations hypocondriaques. En pleine explosion de gaité, si on lui parle de sa santé, il fond en larmes, et peut se calmer aussi aisément que s'exciter. Les signes physiques sont au complet : nous notons, en effet, de l'embarras de la parole caractéristique et très accentué, de l'incertitude de la marche, le malade dit ne pouvoir se tenir sur ses jambes, du tremblement fibrillaire des lèvres, de la langue et des muscles de la face, de l'inégalité pupillaire. Coexistant avec ces symptômes, se rencontrant des signes d'alcoolisme chronique : de l'athérome généralisé, du tremblement des mains, des fourmillements, des picotements dans les jambes, des pituites matinales, des hallucinations visuelles persistantes, de l'insomnie, de l'agitation nocturne, des violences. Le malade se déshabille, déchire ses vêtements, brise les carreaux. Après un séjour d'un mois, l'état mental est resté le même ; on ne notait que la disparition des symptômes aigus d'alcoolisme.

Dans les cas tels que celui que nous venons de citer en détail le diagnostic est des plus difficiles, car il s'agit là d'un cas extrême situé sur les limites de la paralysie générale, de l'alcoolisme et de la dégénérescence mentale; mais dans la majorité des faits il est possible, par l'analyse des symptômes, d'éliminer la paralysie générale pour rattacher les phénomènes observés à la dégénérescence mentale. En effet, par l'étude du malade, de ses antécédents héréditaires et personnels, puis par l'examen minutieux de l'accès même duquel il est atteint, envisagé au point de vue de ses caractères propres et de son évolution, on peut arriver à un diagnostic exact.

Le fait même de rencontrer dans la famille des antécédents vésaniques doit tenir le médecin en défiance, lorsqu'il soupçonne une paralysie générale ; car on sait que l'hérédité similaire, et même l'hérédité vésanique de transformation, se rencontrent assez rarement dans l'encéphalite interstitielle diffuse, et cette constatation même commande la recherche, chez l'individu examiné, des antécédents personnels, au point de vue de la dégénéreseence mentale possible. Cependant, comme à toute règle il peut et doit y avoir des exceptions, il faut s'attendre à voir la paralysie générale apparaître chez des individus issus de familles dont plusieurs membres auraient été aliénés.

En second lieu, l'individu lui-même délire facilement, et les preuves de cette impressionnabilité particulière sous l'influence de l'alcool sont faciles à faire, lorsqu'on l'observe dans les asiles publics d'aliénés, où le malade aura été quinze ou vingt fois déjà interné avec des symptômes progressivement plus accentués. En outre, dans le mode d'évolution de ces accès antérieurs, l'on pourra déjà trouver une pierre de touche pour juger l'accès actuellement en cause.

Enfin, l'observation rétrospective des détails de la vie du malade met le médecin en présence de nombreux faits qui classaient déjà, dans le vulgaire, le futur aliéné parmi les excentriques, les anormaux, bien avant que des phénomènes morbides, nettement définis, l'eussent soumis au contrôle de la médecine mentale. Dès leur enfance, on trouve que ces individus se sont singularisés, que, particulièrement, on remarquait chez eux un contraste frappant entre les facultés morales, le caractère et les aptitudes intellectuelles. Inégalement développés au point de vue mental, les uns se montraient intelligents, actifs, capables de bien faire, si par hasard on réussissait à stimuler leur attention ; mais, chez eux, l'effort ne pouvait être prolongé, et la lutte était abandonnée presque aussitôt qu'entreprise. Nous en voyons un bel exemple chez le nommé H.... (obs. XVI), chez lequel on a toujours reconnu une assez vive intelligence, une facilité et une rapidité de travail bien supérieures à celles des ouvriers ordinaires, mais chezlequel le manque de jugement et de continuité rendaient stériles ses meilleures qualités.

Bien souvent, il s'agit aussi d'accidents nerveux plus accentués encore, tels que de véritables accès mélancoliques développés dès l'enfance ou à la puberté, des tendances des malades à s'isoler, à vivre solitaires, faisant d'eux pour ainsi dire, dès l'origine, des êtres anormaux, fuyant toute société, se concentrant sur eux-mêmes, ne partageant pas les jeux de leur âge. Nous retrouvons ces tendances chez le malade G... (obs. XIV), qui était, en outre, sujet à des accès somnambuliques dans son enfance.

Enfin, ce qui est surtout remarquable, chez de tels malades, c'est cette instabilité de caractère qui fait de leur vie une série de péripéties mouvementées, qui les pousse à récuser toute autorité, si légitime qu'elle soit, qui leur fait entreprendre toutes les professions, sans que jamais il leur soit possible de s'arrêter d'une manière utile à l'une de celles qu'ils ont embrassées successivement.

Il n'est pas rare, enfin, que les antécédents personnels révèlent l'apparition sur ce fond de déséquilibration mentale, de ces impulsions, de ces obsessions, que M. Magnan a si heureusement groupées sous le nom de syndromes épisodiques des héréditaires, et qui appartiennent à la grande classe des stigmates psychiques de la dégénérescence mentale.

Ces syndromes, du reste, dont la fréquence est grande, peuvent cependant, dans un certain nombre d'observations, ne pas se rencontrer ; il est même possible que les malades ne se soient antérieurement signalés par aucune marque évidente de déséquilibration : ils appartiennent à un groupe que signalait M. Magnan dans une de ses leçons du semestre d'hiver de 1891, groupe composé d'individus à intelligence à peu près normale, à tendances morales non défectueuses en apparence, et qui sont comme en quête de la déséquilibration. Chez de tels malades, si aucun épisode violent ne survient, s'il ne se produit pas de secousses, ils resteront ce qu'ils étaient ; mais que l'orage soit provoqué par une fatigue intense, une affection physique, ils deviendront alors déséquilibrés à dater de ce jour. L'alcool peut, sur des terrains indemnes, créer de toutes pièces cet état mental, chez des individus prédisposés par leurs antécédents de famille, de même que, comme le pense M. Charcot, l'hystérie qui semblait ne s'être signalée par aucun trouble dans le passé de certains malades, peut, à l'occasion d'une secousse violente, d'un bouleversement moral, ou d'un choc traumatique se manifester d'emblée, avec tous ses symptômes classiques.

C'est pour cette dernière catégorie de malades que l'étude de l'accès en lui-même devient alors, aidée de la notion d'hérédité, le principal élément de diagnostic.

Il nous reste à analyser cet accès en lui-même et à énumérer ses caractères propres. Tout d'abord, ce qui frappe l'observateur, c'est l'absence de la corrélation entre les symptômes physiques et les symptômes intellectuels, qui caractérise la paralysie générale ; en effet, comme le disait M. Magnan au congrès de Lyon, le système nerveux semble se dédoubler, tout ce qui appartient à l'ordre intellectuel est d'une impressionnabilité excessive, tout ce qui appartient à l'ordre physique fonctionne d'une façon normale. Cependant, au moins lorsque les malades ont présenté plusieurs accès antérieurs du même genre, il est possible derencontrer quelques-uns des ymptômes physiques de la paralysie générale et l'on constate un ensemble de phénomènes somatiques et intellectuels associés de façons diverses suivant les cas, mais capables d'égarer l'observateur : c'est ainsi que, avec un délire intense, on peut voir survenir de l'embarras de la parole, de l'incertitude de la marche, de l'inégalité pupillaire coexistant avec le tremblement fibrillaire des muscles des lèvres, de la face et de la langue, et résultant de l'intoxication alcoolique. Mais ces symptômes somatiques, lorsqu'ils existent, sont atténués, ne se présentent pas avec les caractères fondamentaux qu'ils offrent dans la paralysie générale. L'embarras de la parole, par exemple, n'est pas le bredouillement bien connu sur certaines lettres difficiles à prononcer ; il s'agit plutôt d'une gêne de la paroie rappelant le bégayement, d'une hésitation sur certains mots qui, une fois commencés, sont prononcés correctement dans leur ensemble. Quand cette gêne de la parole se rencontre concurremment avec de l'inégalité pupillaire et un certain degré d'incertitude de la marche, c'est alors aux troubles intellectuels eux-mêmes qu'il faut se rapporter pour faire le diagnostic. Le délire, par contre, peut parfois être intense et, par sa combinaison avec des symptômes physiques rappelant la paralysie générale, laisser le clinicien dans le doute. Il en est ainsi dans l'observation suivante :

Observation XIV. (Personnelle.)

G... Dégénérescence mentale. Alcoolisme chronique. Père alcoolique. La mère a été traitée durant de longues années dans un asile d'aliénés. Pas de maladies graves dans les antécédents personnels. Le malade aurait toujours été assez craintif : il aimait, étant jeune, à se tenir à l'écart, avait peur de l'obscurité. Accès de somnambulisme dans l'enfance. Il a commencé à boire en Afrique à l'âge de 19 ans : là il passait pour un ivrogne, prenait jusqu'à huit et dix absinthes par jour et aurait, au dire du père, continué ce régime pendant quatre années à Paris. G..., du reste, nous confie que, depuis son retour en France, il a à quatre reprises différentes eu des périodes d'excitation, n'ayant pas nécessité l'internement, mais toutes caractérisées par la perte du sommeil, des hallucinations nocturnes pénibles, des idées de persécution l'ayant poussé deux fois à quitter ses fonctions à Paris pour se réfugier chez son père, à la campagne, où il se croyait plus en sûreté.

L'épisode qui a motivé l'internement est le suivant : depuis huit jours environ, le malade se sentait agité, rêvait d'animaux féroces, de lions en particulier, qui faisaient le cercle autour de lui, et s'approchaient pour le dévorer ; des oiseaux, surtout des tourterelles, voltigeaient constamment au-dessus de sa tête, et le tourmentaient beaucoup.

Trois ou quatre jours avant son internement, il a commencé à s'apercevoir qu'on le regardait de travers; les employés qui travaillent dans le même bureau que lui prononçaient sur son compte des paroles malséantes : on le traitait de « pochard ». Enfin, un matin, après deux heures de travail assidu, il a été envahi brusquement par l'idée qu'une lettre lui avait été adressée le jour même au bureau et qu'on ne la lui avait pas remise : de colère contre les auteurs de cette soustraction, il a alors brisé, dit-il, sa plume sur la table, puis, comme mu par un ressort, sauté par-dessus cette table. Il a parcouru toute la maison, s'est rendu dans tous les ateliers, dans les magasins, réclamant à tout le monde sa correspondance; il est même entré dans le cabinet de travail de son chef, en l'absence de ce dernier, ce qu'il ne se fût jamais permis de faire en temps ordinaire. Comme il s'obstinait à vouloir chercher sa lettre dans un gazomètre duquel il pensait pouvoir la faire sortir en donnant des coups de canne sur l'appareil, on l'a irrité en voulant l'emmener : il est alors devenu violent et a voulu frapper les personnes qui l'entouraient.

Dans les premiers jours, G... était agité, voulait constamment sortir, on constatait une très légère incertitude de la marche, avec un peu d'exaltation réflexe, des fournillements et des engourdissements dans les membres inférieurs. La langue était agitée par un fin tremblement fibrillaire. La pupille droite était plus dilatée que la gauche; les deux pupilles, du reste, se contractaient bien sous l'influence de la lumière et pour l'accommodation. Athérome généralisé. G... a des hallucinations de la vue qui persistent, il voit des assassins qui le poursuivent, des animaux; dans la journée, il rete apathique, sans réactions, disant, seulement lorqu'on le pousse un peu, qu'on le poursuit, qu'il est un grand personnage et que telle est la raison des mauvais traitements qu'on veut lui faire subir. Au bout de huit jours, environ, les accidents alcooliques subaigus se sont considérablement amendés : l'agitation nocturne a cessé, le tremblement a diminué, sans toutefois cesser complètement.

Nous voyons, dans cette observation, qu'il s'agit d'un héréditaire dont la famille est tarée au point de vue nerveux, et chez lequel l'alcoolisme s'accompagne de symptômes physiques pouvant prêter à l'erreur. Au début, en effet, sans méconnaître les symptômes d'alcoolisme qu'il mentionnait en première ligne, M. Legras, médecin de la Préfecture de police, inscrivait dans son certificat : Soupçon de paralysie générale. Et cette restriction était motivée chez le malade, par l'existence de l'inégalité pupillaire, symptôme accessoire comme valeur, mais très fréquent dans la paralysie générale, et de deux autres symptômes, savoir l'incertitude de la marche que le malade attribuait à la faiblesse des jambes, et, en second lieu, l'exaltation manifeste du réflexe rotulien.

Ce qui peut permettre de distinguer le délire ambitieux du dégénéré héréditaire du délire ambitieux du paralytique général, c'est surtout l'instabilité, la mobilité extrême des conceptions dans le premier cas, et, au contraire, l'absurdité, la contradiction bien plus apparente de ces conceptions chez le paralytique général, différence dont il sera facile de se rendre compte, si l'on a égard au fond de démence sur lequel germe le délire ambitieux dans la paralysie générale. Les idées mêmes, émises par les malades de la deuxième catégorie, sont confuses et contradictoires, le malade y renonce facilement si l'on cherche à lui démontrer qu'il a tort. Outre ce détachement à l'égard de ses idées ambitieuses, l'intelligence, dans son ensemble, est sensiblement amoindrie; la mémoire n'est plus aussi vive, le malade oublie ce qu'il a fait ou dit quelques minutes auparavant, les sentiments affectifs sont lettre morte Le. malade ne s'occupe de rien autour de lui, se néglige lui-même. Enfin, il se présente sous les abords d'un homme considérablement affaibli intellectuellement.

Le dégénéré héréditaire est un tout autre malade : jouissant souvent de qualités intellectuelles qui ont été développées et cultivées, il reste, au milieu de son délire, tel qu'il était auparavant, ajoutant simplement une tendance à l'exagération du manque d'équilibre qui a signalé toute sa vie. Son délire, dans d'autres cas, pourra être marqué au coin de la débilité mentale, mais jamais on n'observera cette absence de lien, ce manque de cohésion absolu que présentent les conceptions ambitieuses chez le paralytique général. Les idées ambitieuses même, loin de présenter le caractère de niaiserie, de puérilité qui les signale dans l'encéphalite interstitielle, où elles germent sur ce fond démentiel toujours le même, se relieront et s'enchaîneront toujours entre elles avec une apparence de logique : les malades soutiendront plus énergiquement leurs affirmations, et jamais aucun d'eux, se croyant un grand personnage, ne renoncera à tous les actes et à toutes les idées inséparables du rôle qu'il se figure jouer. Quoique délirant, quoique vivant en dehors du monde réel, il restera fidèle à une certaine formule de son délire, dans lequel pourront intervenir des idées secondaires ambitieuses, mais toujours en rapport avec la direction générale de ce délire. Chez lui, en effet, on ne note aucun affaiblissement intellectuel, du fait de son accès actuel, et, en dehors d'une apparente diminution de l'intelligence qui lui permet d'ajouter foi à ses idées manifestement fausses, ses facultés resteront ce qu'elles étaient antérieurement. La mémoire, souvent surexcitée, sera plus brillante et plus féconde en souvenirs emmagasinés de longue date et qui surgissent comme sous un coup de fouet du désordre mental; souvent, en secouant le malade, on pourra obtenir de lui des renseignements absolument exacts sur sa vie antérieure, sur les maladies dont il a été atteint auparavant.

Les sentiments affectifs, bien souvent, n'existeront pas plus que chez le paralytique général, mais, par des renseignements circonstanciés, on pourra se rendre compte que ce détachement des sentiments les plus naturels de reconnaissance envers ses parents ou ses amis, ce manque de sens moral n'est pas un fait acquis par la maladie, mais fait partie intégrante de la manière d'être de l'individu. Même à la période initiale de la paralysie générale, le malade est un diminué, un affaibli; le dégénéré n'est, lui, qu'un délirant sans affaiblissement intellectuel, un désordonné. Et en effet, un autre caractère du dégénéré héréditaire peut être tiré de l'évolution même du délire; comme l'a très bien exprimé M. J. Falret à la Société médico-psychologique, la rémittence est un caractère essentiel de la folie héréditaire : lorsque, dans les cas qui nous occupent, l'alcool a, pour ainsi dire, fait surgir de toutes pièces l'ensemble des conceptions délirantes ambitieuses qui constituent un accès, la rémittence peut-être rapidement observée pour les idées délirantes, qui, très intenses d'abord, et faisant pour ainsi dire explosion, se calment parfois aussi vite qu'elles ont pris naissance. Ce sont de ces délires d'emblée qui sont apparus au milieu d'un état général que l'aliéniste seul peut savoir capable de lui donner naissance, délires qui peuvent durer plusieurs semaines ou plusieurs mois, signalés par des accalmies et des exacerbations inattendues. Il s'agit alors d'idées absurdes de grandeur qui, au lieu de se systématiser, ont une durée courte et disparaissent aussi vite qu'elles sont nées. Instables et mobiles, elles peuvent être accompagnées de préoccupations hypocondriaques, comme dans l'observation que nous citons au commencement de ce chapitre, ou bien elles seront remplacées par des idées mystiques ou des idées de persécution, toutes ces manifestations gardant le même caractère de diffusion. Il est évident qu'il suffira, pour trancher la question dans le sens de la dégénérescence mentale héréditaire, de constater ce caractère de délire polymorphe se présentant chez un malade au cours d'un accès signalé au début par une poussée ambitieuse, et accompagné de signes physiques capables de faire soupçonner la paralysie générale.

Les observations suivantes nous offrent un bel exemple de ce délire diffus, dont les caractères, rapprochés du fond de déséquilibration mentale sur lequel a germé le délire, sont suffisants pour faire considérer comme non avenus, et sans valeur, les symptômes physiques de paralysie générale qui les accompagnent.

Observation XV. (Personnelle.)

J..., 38 ans. Dégénérescence mentale, alcoolisme. Mère migraineuse, a été internée pour un accès mélancolique, morte d'une maladie du cœur. Une sœur du malade serait morte hydropique. Une autre sœur aliénée, morte à l'asile de Caen. Le malade voyage depuis dix ans pour une maison de commerce et a commis, depuis ce temps, de nombreux excès alcooliques; il prenait surtout de l'absinthe et de la bière. Il aurait toujours eu un caractère expansif, se montrait vaniteux à l'excès; il a toujours eu des prétentions exagérées, se croyant appelé à réussir mieux que tout autre, s'enorgueillissant du moindre succès, ne parlant jamais que de lui-même. Maux de tête très violents depuis plusieurs mois; l'accès actuel a débuté pendant un voyage : arrivant de Lyon à Paris, J... a trouvé un M. L... qui l'attendait à la gare, et, à peine arrivé à la maison de ce dernier, il a proposé aussitôt, et devant tout le monde, à la bonne qui a ouvert la porte, d'avoir des rapports sexuels avec lui. Le soir, dînant chez son patron, il tint à ses filles des propos obscènes, passa son temps à vanter sa force, sa beauté, ses succès auprès des femmes; au dessert, il chanta le père la Victoire, tout le monde, dit-il, était émerveillé.

Excitation maniaque des plus intenses à son arrivée à Sainte-Anne; hallucinations de la vue : il aperçoit constamment sa maîtresse dans les airs comme jouant une pantomime. Hallucinations de la sensibilité générale : il sent très bien les picotements d'un savon âcre dont on l'a enduit pour le faire souffrir. Nuits sans sommeil, cauchemars, idées vagues de persécution : on lui a comblé la gorge de suif pour le faire mourir, il est enfermé injustement grâce aux machinations d'une femme. Tremblement fibrillaire de la langue et des mains. Parole embarrassée; le malade est incapable de prononcer les mots difficiles qu'on lui propose, et présente, de temps à autre, des accrocs dans les paroles qu'il débite avec la plus grande volubilité. Inégalité pupillaire très nette : myosis d'un côté et mydriase de l'autre : les deux pupilles ne se contractent pas à la lumière. Dilatation très prononcée et variqueuse des veines des joues. Idées de satisfaction ; il est beau, il est d'une force remarquable, il a de superbes habits dont il parle avec ostentation. Mémoire surexcitée : J... raconte constamment tous les détails de sa vie, les achats qu'il faisait ; il se rappelle très bien les faits les plus récents. Après trois semaines de séjour à Sainte-Anne, l'agitation augmente progressivement : le malade se déshabille, lacère ses vêtements, mange ses matières fécales, malgré les soins qu'on prend de lui. La parole est progressivement plus embarrassée ; au lieu, comme aux premiers jours, de réclamer sa sortie, le malade présente presque exclusivement une foule d'idées de grandeur qu'il énonce toujours avec la plus grande verbosité ; il aime tout le monde, veut enrichir tous ses semblables, il possède Sainte-Anne qui est un superbe château, il a des millions, veut reconstruire la terre sur un nouveau plan. Après quinze jours environ de l'agitation maniaque la plus intense, amaigrissement rapide en quelques jours ; la fièvre s'allume vers le 1er mars, la peau est moite, le teint plombé ; les joues creuses. Jusqu'au 4 mars, la fièvre persiste : incohérence absolue ; le malade s'agite, frappe aux portes, palpe toutes les personnes qui entrent dans sa cellule. Impossibilité de prendre la température.

La période fébrile a duré une semaine, puis s'est installé un calme tous les jours plus appréciable. Convalescence de deux mois. Au commencement, de juin 1889, amélioration considérable de l'état mental : les signes physiques restent les mêmes ; l'inégalité pupillaire, le tremblement des muscles de la face et de la langue persistent, ainsi que l'embarras de la parole.

Le 1er juillet, le malade peut travailler au jardin ; il n'a pas conscience d'avoir été troublé, et s'éveille comme d'un rêve. Le 13 juillet, il est mis en liberté.

Réflexions. — Dans le cas de J..., le plus complet de

ceux que nous ayons observés, au point de vue du grand nombre des symptômes de paralysie générale qu'il a présentés, nous pouvons relever la grande difficulté du diagnostic au début, puisque M. Garnier inscrivait dans son certificat d'entrée : Excitation maniaque. Apparence d'une paralysie générale au début. Tous les signes d'alcoolisme ayant disparu, il a subsisté un ensemble symptomatique qui était celui de la paralysie générale, et à la sortie, le malade avait encore de l'embarras de la parole, de l'inégalité pupillaire.

Ce qui a permis dans ce cas de rejeter le diagnostic paralysie générale, c'est surtout pour l'accès même, l'état mental du malade qui à aucun moment n'a eu d'affaiblissement intellectuel caractéristique et n'a présenté en somme qu'une longue période d'excitation maniaque.

Observation XVI. (Personnelle.)

H... Dégénérescence mentale. Alcoolisme.

Père mort d'apoplexie. Un frère du malade alcoolique, mort d'une cirrhose du foie. Un cousin germain du côté paternel est en traitement à l'asile d'aliénés de Rennes. Deux filles du malade sont mortes l'une à 2 ans, l'autre à 3 ans de méningite. Lui-même fait des excès de boissons depuis de longues années : tous les matins, à jeun, cinq ou six verres d'alcool, mais peu de vin. Il a été interné deux fois à Rennes pour délire alcoolique. Un mois avant chacun de ses accès, il a présenté des insomnies, accompagnées de cauchemars et de visions terrifiantes nocturnes. Pituites matinales habituelles. Caractère d'ordinaire très gai, très ouvert, loquacité constante, mais beaucoup plus accentuée quand il doit tomber malade. Il a toujours eu des difficultés de famille, causées par l'impossibilité où il se trouve de recevoir une observation, même juste. Ainsi on a dû dans sa jeunesse l'embarquer comme mousse parce qu'on ne pouvait rien faire de lui; il a mené une vie mouvementée, changeant souvent de places : il a été successivement marin, tonnelier, employé de chemins de fer, conducteur de tramways, garçon briqueteur : jamais il n'a pu avoir une occupation suivie, quoiqu'on lui reconnût une intelligence assez vive, partout où il a passé. Interné à Sainte-Anne, il y a un mois, il est sorti trop tôt : depuis quinze jours déjà, il dormait mal, se prenait de querelle avec tout le monde, projetait de grandes affaires; il a été arrêté on ne sait comment, et, pendant quinze jours, il a présenté un délire diffus caractérisé par des idées ambitieuses incohérentes; il se croyait héritier de Jeanne d'Arc, appelé à régénérer la France. Il devait commencer par rentrer dans la fortune considérable laissée par Jeanne d'Arc son aïeule, puis, il l'augmenterait par des spéculations dont il ne voulait rien dire à personne, prétendant que ses projets étaient tellement grandioses qu'ils dépassaient la portée des intelligences ordinaires ; lui seul pouvait les concevoir et même les comprendre. Sa famille ne serait pas à plaindre, car elle serait heureuse d'avoir parmi les siens un homme appelé à jouer le rôle qui lui était destiné. Hallucinations constantes de l'ouïe : il entendait qu'on lui disait de se préparer à sa mission, qu'il allait entrer au ciel et il voyait le paradis. Au bout d'une dizaine de jours, le délire est devenu moins intense ; H... disait volontiers : c'est une idée fixe, mais quelquefois je m'aperçois instantanément que je me trompe. Sorti non guéri, H... est retombé malade sous l'influence de nouveaux excès de boissons. Le délire était des plus intenses, l'excitation extrême. Il a eu, dit-il, une vision miraculeuse : c'étaient trois étoiles situées à l'ouest, et formant un triangle d'un lumineux exceptionnel; ses sens en étaient éblouis, mais peu à peu, tandis qu'il s'essuyait les yeux, les deux étoiles qui formaient la base du triangle se sont confondues, le sommet s'est, lui aussi, fusionné avec les deux étoiles de la base et un grand calme s'est fait dans la nature. Il était midi et la vision a duré en tout cinq minutes ; cette vision était l'arrêt de mort de Gambetta.

Idées ambitieuses multiples et sans suite : ainsi, H .. s'engage à installer dans son pays, la Bretagne : l'ordre, la sagesse, l'abnégation et la foi, il donnera un aperçu plus grand sur tout ce qui concerne les choses matérielles. Pas un militaire d'infanterie ne le vaut.

Hallucinations de l'ouïe, en rapport avec les idées ambitieuses ; le malade a vu Jeanne d'Arc dans un cadre d'or, et elle lui disait : Marche toujours avec désinvolture, et, si tu vas jusqu'au bout, tu auras une héritière. Une voix lui disait : Tu es le premier homme et j'admire ta fermeté.

Loquacité intarissable ; ton sentencieux et déclamatoire. Léger embarras de la parole ; la langue fourche de temps à autre. Pas d'inégalité pupillaire. Tremblement fibrillaire très accentué des muscles de la face, des mains, et de la langue. L'excitation maniaque, avec désordre dans les idées et dans les actes, bris de vitres, lacération de ses vêtements, a duré environ trois semaines, après quoi, tous les symptômes se sont amendés progressivement. Guérison de l'accès.

La différenciation des accès ressortant de la dégénérescence héréditaire est donc de la plus haute importance, puisque le pronostic favorable en découle tandis que l'avenir du malade est tout autre s'il s'agit de paralysie générale. C'est en outre faire un pas de plus en avant dans l'étude du diagnostic différentiel de la paralysie générale, que de détacher une entité du groupe des cas simulant la paralysie générale, et qui sont trop hétérogènes pour qu'il ait un intérêt à les réunir sous la dénomination vague de pseudo-paralysie générale alcoolique. Ce dernier terme est, du reste, d'autant plus impropre que, si la cause prochaine est bien l'appoint alcoolique, la cause efficiente, qui est le plus souvent la prédisposition héréditaire, n'est pas mentionnée dans la définition.

CONCLUSIONS

1° L'alcoolisme chronique peut, dans un certain nombre de cas, se terminer par la paralysie générale ;

2° La statistique montre que, chaque année, il y a augmentation du nombre des alcooliques d'une part, et des paralytiques généraux, d'autre part, alors qu'on ne peut évaluer en termes aussi précis une recrudescence dans les autres causes considérées comme favorisant l'éclosion de la paralysie générale ;

3° La statistique montre, en outre, que l'accroissement du nombre des cas d'alcoolisme est proportionnel et parallèle à l'accroissement des cas de paralysie générale, envisagés dans les mêmes périodes de temps ;

4° La paralysie générale à laquelle aboutissent les excès alcooliques prolongés, n'offre rien de spécial dans ses symptômes fondamentaux ;

5° On voit parfois persister, concurremment avec ses signes propres, divers symptômes d'alcoolisme aigu, tels que les hallucinations de la vue, les terreurs, etc. ;

6° Dans la paralysie générale considérée comme une des terminaisons possibles de l'alcoolisme chronique, il existe toujours de l'athérome appréciable au tracé sphygmographique ;

7° Il faut distinguer, dans ces cas, la paralysie générale :

I. De l'alcoolisme chronique lui-même, diagnostic difficile, dans la période intermédiaire où les malades cessent d'être des alcooliques pour devenir des paralytiques généraux;

II. Des accès délirants qui se produisent sous l'influence de la dégénérescence mentale héréditaire, mise en œuvre par un appoint alcoolique.

BIBLIOGRAPHIE

Baillarger. — Nouvelles considérations sur la paralysie générale incomplète. Annal. médic. psycholog., novembre 1846, t. VIII.

Magnus Huss. — Chronische alcools Krankheiten oder alcoolis chronicus. Stockolm und Leipzig, 1852.

J. Falret. — Recherches sur la folie paralytique et les diverses paralysies générales. Th. de doct., 1853.

Lasègue. — Th. d'agrégation, 1853.

Lasègue. — De l'alcoolisme chronique envisagé surtout dans ses rapports avec la paralysie générale. Arch. gén. de méd., 5e série, t. I, 1853.

Lasègue. — De l'alcolisme subaigu. Arch. gén. de méd., 1858.

Thomœuf. — Essai clinique sur l'alcoolisme. Th. de doct., 1859.

Calmeil. — Traité des maladies inflammatoires du cerveau, 1859.

Morel. — Traité des maladies mentales, 1860.

Auguste Voisin. — De l'état mental dans l'alcoolisme aigu et chronique. Ann. méd. psycholog., 1862.

Magnan. — De la lésion anatomique de la paralysie générale. Th. de doct., 1866.

Magnan. — Guide du médecin praticien, art. Paralysie générale. Paris, 1866.

Doutrebente. — Recherches sur la paralysie générale progressive. Th. doct., Paris, 1870.

Lefebvre. — De la folie paralytique. Statistique, étiologie, prophylaxie. Bruxelles, 1870.

Magnan. — Étude expérimentale et clinique sur l'alcoolisme. Gaz des hôpit., 1870.

LOLLIOT. — De l'alcoolisme comme cause de paralysie générale. Th. doct., Paris, 1873.

GAMBUS. — De l'alcoolisme chronique terminé par la paralysie générale. Th. doct., 1873.

MAGNAN. — Troubles de l'intelligence et des sens dans l'alcoolisme. Revue scientif., 8 mars, 1873.

MAGNAN. — De l'alcoolisme, des diverses formes du délire alcoolique et de leur traitement. 1874.

BURLUREAUX. — Considérations sur le siège, la nature et les causes de la folie paralytique. Th. doct., 1874.

BAUCHOIR. — Considérations étiolog. et médic. lég. sur la paralysie générale. Th. doct., 1874.

BERTHIER. — Les pseudo-paralysies générales. Gaz. des hôpit., 1876.

MAGNAN. — Recherch. sur les cent. nerv. Patholog. et physiol. patholog. 1876.

LAGARDELLE. — Traitement de la paral. génér. progress. Prix Civrieux, 1878.

CHRISTIAN. — Nouv. recherch. sur la nat. de la paral. gén. des aliénés. 1879.

AUGUSTE VOISIN. — Traité de la paral. génér. des aliénés, 1879.

BALL. — Leç. cliniq. à l'asile Sainte-Anne. 1880.

CONTESSE. — Étud. sur l'alcoolisme et sur l'étiolog. de la paralys. génér. Th. doct., 1880.

MOREAUX. — Marche de la paralysie générale chez les alcooliques. Th. doct., 1881.

LACAILLE. — De la pseudo-paralysie générale alcoolique. Th. doct., 1881.

MARIE. — Contribut. à l'étude et au diagnost. des formes frustes de la malad. de Basedow. Th. doct., 1883.

CHRISTIAN ET RITTI. — Dict. encyclop. des sc. médic., art. Paralysie générale, 2e série, t. XX et XXI. 1884.

BLACHE. — Essai sur les pseudo-paralysies générales. Th. doct., Lyon, 1884.

LEGRAIN. — Du délire chez les dégénérés. Th. de doct., 1886.

PLANES. — Quelques consid. sur la folie à Paris. Th. doct., 1886.

CHARCOT. — Leçons du mardi à la Salpêtrière. Policlinique de 1887-1888, 1888-1889.

CLAUDE DES VOSGES. — Rapp. sur la consommat. de l'alcool en France. Sénat, 1887.

PAUL GARNIER. — La folie à Paris. Étud. statist. et cliniq. Paris, 1890.

ROQUES. — De l'alcoolisme et de la paral. générale dans leurs rapp. réciprop. Thèse de doct. 1891.

— 2e congrès de médecine mentale tenu à Lyon du 3 au 7 août 1891, la Semaine médicale, nos du 5 août et du 12 août 1891.

Paris. — Typ. A. Davy, 52, rue Madame. — Téléphone.

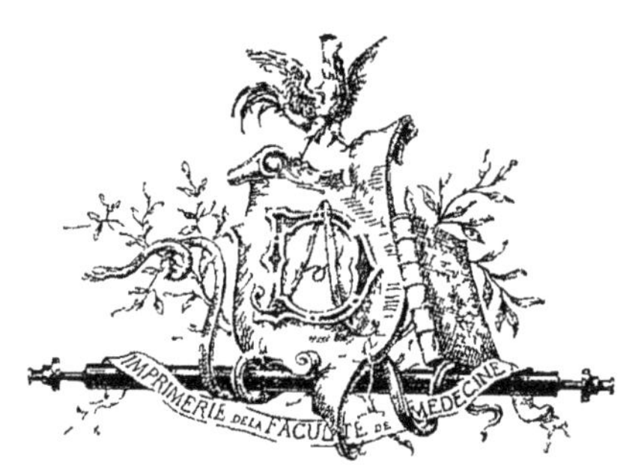
IMPRIMERIE DE LA FACULTÉ DE MÉDECINE

www.ingramcontent.com/pod-product-compliance
Ingram Content Group UK Ltd.
Pitfield, Milton Keynes, MK11 3LW, UK
UKHW021223230726
13926UKWH00003B/1203

9 782014 080155